被験者の人権と臨床研究・治験

そして、GCPと新たな倫理指針

牧江 俊雄

薬事日報社

序　章

　本書は、筑波大学で行った医薬品・医療機器レギュラトリー・サイエンス講座・公開講座の講義内容を基に書き下ろした。最初は、「医薬品の開発を行うために、GCP（Good Clinical Practice）という決められたルールを理解しておかなければ、医薬品開発が無駄な努力に終わる可能性がありますよ」という入り口だけの話を書くつもりだった。しかし、講義内容を見直してみると、内容に曖昧な点が多く、肝心なことを伝えきれていない、聴講していただいた方々には本当に申し訳ないことをしたと思うことばかりであった。そのため、自分の勉強不足への自戒と、聴講していただいた方々への懺悔を込めて本書を執筆することとした。

　医薬品開発は、医師と患者（被験者）の間に立ちはだかる未解決の問題をどうにかしたいという動機の中から生まれてくる。その動機を実現する過程では、当然ながら患者にも危険を負わせる。その危険に対して、医師は患者（被験者）に危険に見合う保障を考慮しなければならない。その保障には医師と患者（被験者）をとり巻く長い歴史を土台にもつ生活観が影響するため、場所と時代が変われば保障の在り方にも違いが生まれてくる。したがって、日本と西洋との医薬品開発に対する考え方にも違いが存在することは当然である。例えば、西洋の医療倫理では自我意識が確立されており、医師と患者（被験者）の間には何を行うにも契約の概念がある。一方、日本の医療倫理では医師と患者（被験者）の間にはある種の依存関係があり、「医は仁術」という言葉の下に両者の信頼関係が前面に

現れる。西洋の医薬品開発は、アリストテレスからの流れを汲む医学の下に置かれているが、日本の医薬品開発は薬師や徳川幕府八代将軍徳川吉宗が設置した薬品検査所の流れを汲む薬学、薬事法規の下に置かれている。両者の原点には少なからず違いがある。

ところが、最近の日本の医薬品開発の体制は、この考え方の違いを理解することなく、背景の違いを丸抱えしたままに、西洋の医薬品開発の概念を持ち込んだ。GCP省令(「医薬品の臨床試験の実施の基準に関する省令」)は欧米の医薬品開発に基づいて作られた、医師と被験者との契約の考え方の濃い規制である。その欧米の医薬品開発体制の強引な導入は、臨床試験(治験)への理解、さらには被験者の安全の確保に、少なからず影響を及ぼしている。

日本の医薬品開発をとり巻く環境の複雑さはこれだけに止まらない。臨床試験(治験)から独立した臨床研究という活動がある。治験は古くからの薬草の流れを汲む薬事法規の下に行われているが、日本の臨床研究は、明治時代のドイツ医学からの流れを汲み、診療に重点が置かれた医師法の下に行われている。臨床研究は、科学的根拠に基づいて実施することを目指し、被験者との契約の下に治療法を探究するという考え方に近い。ところが、西洋的な医学の考え方を取り入れようとした臨床研究も、医師と患者(被験者)の関係だけは日本古来からの依存関係を切り離せてはいない。日本には「医は仁術」という精神に対する深い根がある。ここまで来ると状況が複雑になり過ぎて、考え方の違いという表現だけでは足りないものがある。

日本の医薬品開発をとり巻く環境の複雑さは、実施規制の上にも現れている。欧米では契約という概念に基づいて、治験も臨床研究

もICH-GCPという共通の規制の下で実施されている。一方、日本では「治験はGCP省令」、「臨床研究は倫理指針」と、別々の規制の上に置かれている。しかも、新しい治療が探究され、治療契約の下に置かれているはずの臨床研究が「指針」という名の自主規制の下に置かれている。自主規制を支えているものは医師と患者（被験者）の間の信頼関係、依存関係に他ならない。臨床研究の倫理指針は、倫理の名が前面に出されるとともに、研究代表者の責務に重点が置かれ、医師と患者（被験者）との契約には踏み込んでいない。ここには、「医は仁術」を美徳とする考え方が色濃く残る。治験が、GCP省令という契約の考え方を医師と患者（被験者）に入れ込もうとする一方で、臨床研究は、日本古来の医師と患者（被験者）の関係を守るための最後の砦のように治験とは別の道を歩んでいる。

そして、この複雑さはここで終わらない。それぞれの位置づけをさらに複雑にする状況が生まれつつある。最近、別の道を歩んでいたはずの治験と臨床研究を、一つの枠の中で整理しなければならなくなったのである。日本再生の柱の一つとして、製薬企業と大学や研究施設との連携による創薬産業の強化が打ち出され、医師主導治験という概念が生まれた。医師主導治験は、臨床研究と治験のキメラのような存在である。もう、誰もこれを日本古来の医師と患者（被験者）の関係の上では考えようとはしない。国家の骨太の方針を受けて、医薬品開発を目標とした大学や研究施設は医師主導治験を最終目標とする研究課題を申請し、巨額の研究費獲得を目指すこととなる。医師主導治験は資料の信頼性を担保するGCP省令に準拠して実施されなければならないので、大学や研究施設にこれを受け止める環境ができれば規制当局にとっては好都合である。

ただし、これは「できれば」という仮定の話である。現実には、

大学や研究施設で指揮にあたる人たちは、治験を臨床研究の延長線上のものとして捉え、治験と臨床研究を別物として考えてはいない。ましてや、先に述べたような、医師と患者（被験者）の関係に対する日本と西洋との背景の違いや、日本の臨床研究と治験の路線の違いなど考えたこともない。西洋の契約に基づく考え方からみれば、治験は人体実験であり、実験内容を正しく伝え、理解と納得のうえで契約を交わさなければ、それだけで被験者の人権を侵したことになる。それにもかかわらず、その最も重要な問題に目を向けず、文化、歴史などの大きな流れの中での自らの立ち位置について考えることもなく、目先の巨額の研究開発費の獲得を目指す現状が医師主導治験をとり巻いている。

これらの医薬品開発が抱える複雑な現状を理解しようとしていないのは、大学や研究施設ばかりではない。規制当局も同様で、「医療上の必要性の高い未承認薬・適応外薬検討会議」がさらに話を複雑にしてしまった。この会議の主旨は、商業ベースになりにくい難病や希少疾病の医薬品開発を促進することにある。規制の枠から外れる事象はどんなことにも避けられないものであり、かつては、「保険診療における医薬品の取扱いについて」（55年通知）や公知申請を上手く運用することによって切り抜けてきていた。ところが、この会議は上手く弾力運用していたはずの問題を審査の俎上に乗せてしまったのである。会議では、採算性が見込みにくい薬剤に対してその有用性が評価され、「有用性が高い」と判断された薬剤には国からの開発支援が向けられる。一度、表舞台で開発支援された薬剤は、正規の手続きでの承認申請と審査の俎上に乗せざるをえない。しかし、ほとんど症例が集まらない希少疾病に、通常の治験が実施できるはずもなく、苦肉の策として医師主導治験とともに臨床研究の試験成績が申請資料として利用されることとなる。ここに先

ほどの医師法と薬事法の背景が影響してくる。たしかに、医薬品の有用性を考えると臨床研究の試験成績の利用は致し方のないことといえるが、これは、行政上「例外を作る」という厄介な問題を産み出してしまうことにもなる。

　やむをえない事情で例外ができたとしても、審査過程の詳細は外部から見ることができない。そのため、周辺で開発を目指していた者たちは臨床研究の研究結果が承認審査に利用された事実だけを目の当たりにする。そして、医師主導治験が臨床研究の延長線上にあり、簡単に医薬品開発につなげられるものとのさらなる誤解を産み出す。大学や研究施設は誤解を抱えながら、不完全なままに医薬品開発へさらなる一歩を踏み出し、加えて、製薬企業、ベンチャー事業、そして治験産業を成長戦略の推進力と考える行政なども大学や研究施設を助長し、気がつけば医師主導治験へと煽りたてている。

　このように医師主導治験には、複雑極まりない背景、誤解に基づく推進、それに便乗しようとするさまざまな集団の思惑が絡み合っている。その複雑さのために、「医師主導治験をやるぞ！」と意気込んでいたパイオニアとしての医師たちが現状では袋小路に迷い込んでいる。そんなとき、自主規制の下に置かれている臨床研究は禁断の果実のようなものである。日本の医薬品開発は、欧米の医薬品開発とは異なる土壌で培われており、欧米から導入された制度がしっかりと収まりきれていないことを述べたが、その不安定な隙間は、長い歴史の中で形作られた被験者の人権の尊重とその安全保障にも隙間を作る。本来、見失ってはならないはずの被験者の安全の確保と人権保護が弛められていく。この頃よく報道されている医療事件は、臨床研究の名の下に行われている場合が多い。

平成27年に、ようやく規制当局は臨床研究の危うさに対して形ある行動を起こした。「臨床研究に関する倫理指針」は「疫学研究に関する倫理指針」と統合され、「人を対象とする医学系研究に関する倫理指針」として示された。そこには、自主管理に任されていた研究活動に対して、モニタリングと監査という治験に近い規制の導入を図っている。この導入は、日本の医薬品開発をとり巻く環境を、欧米では臨床研究にも治験にも適用されているICH-GCPの考え方に大きく近づけることとなった。

　「人を対象とする医学系研究に関する倫理指針」を読み解いていくと、日本の創薬環境が取り組まなければならない課題のいくつかを的確に捉えている。とはいえ、GCP省令やこれまでの倫理指針が発布されてから浸透するまでの年月、そして、現在の医療現場での浸透度を考えれば、即日、その考え方が医療現場に浸透していくものではない。しかも、今回の新しい倫理指針でも、医師と被験者との間の契約の概念には踏み込んでいない。まだ当面は、被験者にとって危険な環境が続くことも認めなければならない。

　このように、日本の医薬品開発をとり巻く環境にはたくさんの課題がある。しかも、地理的にも、歴史的にもそれらの課題の根は深い。このような現状において、医薬品開発に携わる者に求められることは、一見、回り道ではあるが、医薬品をとり巻く背景を理解し、むしろ、臨床研究、治験、そして医師主導治験という制度の異同を整理することである。その方がより早く、大学や研究施設、さらには日本の創薬産業が新たな道を切り拓くと筆者は考える。それは、被験者の安全確保と人権保護にもつながる。本書は、そのうえで医療者、研究者、製薬企業が魅力のある成果を上げる一助となればと願うものである。

本書は医薬品にまつわる理論について述べているものではない。内容の詰めはまだまだ甘く、突き詰めれば別の意見も出てくると思われる。もちろん、批判も甘んじて受けるつもりである。一見、複雑に思える「臨床研究に関する倫理指針」、「GCP省令」、「医師主導治験」、そして、これらの課題を受けて発布された「人を対象とする医学系研究に関する倫理指針」を要領よく整理するための手助けとなる参考書として捉えていただければ幸いである。そして、被験者の人権保護と安全保障が充実し、新たな医療の発展につながることになればと願うものである。

平成27年11月

牧江　俊雄

Preface [Abstract]

I wrote this book based on a lecture I gave at the University of Tsukuba. The lecture was held as part of the extension lecture course by the Department of Pharmaceutical and Medical Devices Regulatory Science. In the lecture, I sought to convey a simple message that the developer's efforts in new drug development may be in vain unless the developer understands the Ordinance on Good Clinical Practice (GCP). However, my lecture was perhaps too ambiguous to state that message clearly. The content was so superficial that I felt sorry for those who had listened to the lecture. For the reason, I tried to reconsider the content thoroughly. Then, I challenged to writing this book adding new information.

Novel pharmaceutical products would ideally derive from the motivation of doctors and patients to overcome difficult issues together. In many cases, the patient must take some risks to convert the motivation into reality. Therefore, a subject should also be given the right of protection from any such risk. However, here we have to consider the long conventional doctor-patient relationship in protecting a subject's rights. A difference in the relationship gives rise to different thoughts for a subject's safety. As a matter of fact, different approaches in new drug development exist between Japan and the West. In Western countries, individuals are conscious of the contract in any medical practice in the doctor-patient relationship, because they have a strong identity (the ego) in medical ethics. In contrast, in Japan there is strong doctor-patient *dependency*. In Japan, it is believed that medicine should be a benevolent act, as expressed in the maxim "医は仁術." On one hand, new drug development in the West is performed under the auspices of medical science that have been established since Aristotle's era. On the other hand, new drug development in Japan is performed under the Pharmaceutics and Pharmaceutical Affairs Law, which is derived from General 8th Yoshimune, Tokugawa's era, also. Thus, there are major differences between the underpinnings of new drug development. The differences have affected the doctor-patient relationship.

However, Japanese governmental authorities have attempted to introduce a system of Western drug development in Japan directly, without considering these differences. The system of new drug development in the West includes the idea of a strong contract in the Ordinance on GCP. The aggressive and impetuous introduction of a Western system has produced some concerns regarding the safety of subjects in clinical trials and clinical research in general.

The issue of new drug development in Japan is not simple. Clinical research in Japan had been conducted as a fully independent activity, separate from clinical trials. Clinical trials have been performed under the Pharmaceutical Affairs Law, because medicine has a strong relationship with medicinal herbs in Japanese history. However, clinical research in Japan has been performed under the Medical Practitioners Law, based on German medicine of the Meiji era. This difference has been set in daily medical practice. Clinical researchers in Japan had often performed research observing the contract with a subject as a mere formality. Doctors in Japan cannot separate the spirit of the old maxim "医は仁術", which implies that medicine is a benevolent act. Therefore, the contract for the recruitment of subjects is sometimes dependent on a sympathetic relationship with subjects and a benevolent ruler. In this way, the difference in thought processes between Japan and the West is deeply associated with the difference between clinical research and clinical trials.

The independent activities between clinical research and clinical trials are also associated with governmental regulation. In the US and Europe, both clinical trials and clinical research are conducted under the same regulations, the ICH-GCP, based on the concept of a contract. However, in Japan, clinical trials and clinical research have been conducted under regulations independent of each other. Clinical research in Japan has been conducted under self-regulation, referred to as the "Guidelines". A factor supporting self-regulation is the doctor-patient trust relationship, a peculiar mutual dependency. The "Ethical guidelines for clinical studies" mention responsibility, in which a research representative manages under self-management. The spirit of the maxim, 医は仁術, that medicine should be a benevolent act, is strongly predominant in the Guidelines. However, it never mentions a doctor-patient contract. Meanwhile, clinical trial has been conducted under contract, referred to as the ordinance on GCP. In the doctor-patient relationship, clinical trials and clinical research have taken very different directions: one with a contract and the other with mutual dependency.

Recently, the circumstances of new drug development in Japan have become yet more complex. Although clinical trials and clinical research have progressed in different directions, a situation in which the two must be integrated has arisen. Specifically, the government published a policy document stating that universities and research institutes should help bolster the Japanese pharmaceutical industry by cooperating with it. In the policy, the promotion of "investigator-initiated clinical trials" was strongly encouraged. An investigator-initiated clinical trial is something of a chimera between a clinical trial and clinical research. In response to the need for a strategy in the pharmaceutical industry by the government, competitions for grants-in-aid for investigator-initiated clinical trials have begun among universities and research institutions. However, an investigator-initiated clinical trial must be conducted in compliance with the Ordinance on GCP to ensure reliability of the data. Inevitably, universities and research facilities must set up environments for the conduct of such clinical trials. However, most of them cannot set up the environments. In such a trial, there are various contradictions. The complexity of the background and contradictions in the clinical trials may paralyze clinical researchers considering the doctor-patient relationship.

In fact, those who try to conduct an investigator-initiated clinical trial in universities and research facilities tend to regard it as an extension of clinical research. They do not see clinical research as one thing and a clinical trial as another. Moreover, they have not considered the differences between Japanese versus Western doctor-patient relationships. Given the basis of a Western contract, a clinical trial is assuredly human experimentation. The researcher must explain the content of an experiment to the subject correctly and negotiate a contract with him or her (informed consent). If this is disregarded, it is considered a violation of the subject's human rights. Nevertheless, some researchers in Japan have not paid attention to this very important issue. Without deep thinking, they are currently seeking large-scale grants-in-aid for investigator-initiated clinical trials.

The "Review Committee on Unapproved Drugs and Indications with High Medical Needs", established by the authorities, has made the situation even more complex in Japan. The objective of this review meeting was to promote drug development for intractable diseases and rare diseases that are difficult to invest in commercially. There is a case for departing from the framework of the normal regulations. The review meeting was established to deal with the usefulness of such unapproved drugs. Once the drug was deemed "highly useful", support for its development was provided from the authorities. A drug that receives such support must then receive a normal review for regulatory approval. However, 'normal' clinical trials for most of these unapproved drugs are difficult, due to an inability to obtain a sufficient number of subjects because they are rare diseases. In the past, authorities have solved the issue by cleverly interpreting the following provisions: those "about handling drugs in health insurance" (so called 55-year notification) and "an application based on public knowledge". Although these unapproved drugs has been set on a course for regular drug approval, most of them can't make the clinical result of the unapproved drugs. As a last resort, although the results of clinical research that may not have enough the reliability, have been used for a new drug application dossier. Regrettably, clinical research has been conducted not under the ordinance on GCP but the self-management. Surely, when considering the usefulness of a drug and the situation, the clinical research results may be unavoidable as part of the application dossier. However, use of such results spawns a nasty problem for the government of "making an exception".

Moreover, regrettably, the details of the review process are invisible from the outside. Thus, those who aim to develop a new drug know only that the results of clinical research are used in an application dossier. Those who aim to perform investigator-initiated clinical trials misunderstand that it is easy to perform such a clinical trial, because even the results of clinical research are available for an application dossier. This is a serious misunderstanding that is dangerously causing universities and research facilities to accelerate their plans for investigator-initiated clinical trials. This is also a serious misunderstanding for pharmaceutical companies, venture businesses, and the government. They encourage investigator-initiated clinical trials at universities and research facilities, because they consider such to be a major engine activating the Japanese pharmaceutical industry.

Thus, in an investigator-initiated clinical trial, there are various kinds of factors, such as the extremely complex background, the acceleration of actions based on various misunderstandings, and those who hope to gain benefits from it. I mentioned before that the background of drug development in Japan differs from that in the West, and that the system of drug development in Japan does not just fit into the Western system. The safety of subjects and the protection of human rights often are not considered sufficiently and, consequently, can be threatened.

Currently, although many medical researchers are trying to tackle investigator-initiated clinical trials enthusiastically as pioneers, most of them are falling into situations in which no progress can be made. Clinical research can seem like a forbidden fruit in such situations, because such research has been carried out freely under self-regulation. Recently, although many medical incidents have been reported in the media, they have been performed as clinical studies. However, medical incidents that have been reported recently have also been performed as clinical research. Even if clinical research is conducted by misinterpretation, nobody can point this out, because it is conducted under self-management.

In December 2014, administrative authorities implemented certain actions in response to the concern of clinical research. The "Ethical guidelines for clinical studies" and the "Ethical guidelines for epidemiological research" were integrated into a single document and republished as the "Ethical guidelines for medical and health research involving human subjects." In the guidelines, the concepts of monitoring and auditing were introduced for the first time into clinical research that had previously been performed under self-management. By this introduction, the regulation of drug development in Japan became more closely related to regulation in the West, where both clinical research and clinical trials have been performed under ICH-GCP. This is an extremely innovative matter in Japan. The "Ethical guidelines for medical and health research involving human subjects" take new steps to address some of the issues in drug development that must be solved.

However, the Ordinance on GCP and these ethical guidelines in the past took a long time to become familiar, and thus we cannot be optimistic about the spread of these new ethical guidelines. Moreover, the concept of the contract between a doctor and a subject is not taken into consideration even in the new guidelines. However, issues remain.

Thus, there are many problems to overcome in the present environment of new drug development in Japan. These are geographically, historically, and socially profound issues that will be difficult to solve. Considering this complex situation, drug development looks like a long and steep road. To tackle the steep road, it is important to rearrange these complex factors first. Then, it is important to associate them with clinical research, clinical trials, and investigator-initiated clinical trials. I believe that this is the best way to address subject safety and the protection of human rights. Moreover, I hope that medical researchers and pharmaceutical companies gain fruitful results from this book.

This is not a book that theoretically explains the system of new drug development. Because of the immature content of this book, some may be critical of it. I hope to be, if only slightly, helpful to the reader in understanding the conventional ethical guidelines, the Ordinance on GCP, including the investigator-initiated clinical trial, and the new ethical guidelines issued recently to address some issues, in this reference book. Finally, I hope that such an understanding will increase subject safety and help protect human rights.

November, 2015.
Toshio Makie, MD, PhD

目　次

序章 …… i

Preface [Abstract] …… viii

第1章 患者と人権をめぐる歴史 ——————— 1

1.1 古代ギリシアにおける医師と患者の関係 …… 3

1.2 古代日本における医師と患者の関係 …… 5

1.3 中世から近世にかけての医師と患者の関係における空白の時代と仮想社会 …… 9

1.4 宗教に対抗する存在としての倫理学 …… 11

1.5 実験者自身が企画する人体実験 …… 13

1.6 個人では制御できない組織による人体実験 …… 16

1.7 組織の暴走による人体実験への反省と危機感 …… 19

1.8 ヘルシンキ宣言を支える思想とその発展 …… 24

1.9 医師と患者にまつわる歴史の要約 …… 29

第2章 臨床研究に関する倫理指針 ——————— 34

2.1 臨床研究の基本ルールとなった「臨床研究に関する倫理指針」をめぐる状況 …… 34

2.2 倫理指針の基本骨格 …… 39

2.3 倫理指針を支える二つの柱と課題 …… 45

2.4 海外から見た日本の倫理指針の位置づけとその将来像 …… 52

第3章
競争原理の中に立つ製薬企業と、医療倫理に忍び寄る危機
～利潤追求の中でのルール作り～ ―――― 55

3.1 ヘルシンキ宣言以後の変化 …… 55

3.2 GMP：品質規格の統一 …… 57

3.3 GLP：開発過程（実験及び試験）の信頼性に対する統一規格 …… 59

3.4 ICHの設立、世界共通認識としての医薬品開発の規制、
そしてGCPの施行 …… 61

第4章
GCP省令が定める臨床試験（治験） ―――― 66

4.1 承認申請資料の信頼性を担保するGCP省令 …… 66

4.2 医薬品医療機器法とGCP省令 …… 67

4.3 GCP省令総論 …… 69

4.4 旧GCPと新GCP（GCP省令）の違い …… 72

4.5 GCP省令各論（倫理指針との比較） …… 74

4.6 信頼性を担保するモニタリングと監査 …… 89

4.7 日本と欧米における治験と臨床研究の違いが生み出す矛盾 …… 91

4.8 申請資料の信頼性を揺るがす未承認薬・適応外薬検討会議 …… 93

4.9 臨床試験にたどり着くまでの道程と開発担当者のプライド …… 95

第5章
医師主導治験とGCP省令 ―――― 100

5.1 一攫千金の夢と思惑が交錯する医師主導治験 …… 100

5.2 医師主導治験と企業治験との比較 …… 104

5.3 医師主導治験における治験責任医師の責務 …… 109

5.4 平成24年のGCP省令の一部改正とこれからの方向性 …… 112
5.5 追いつめられる治験責任医師とおろそかになる
被験者の人権の尊重 …… 114

第6章
変わり始めた倫理指針 ——————————— 117

6.1 「人を対象とする医学系研究に関する倫理指針」の発出 …… 117
6.2 新倫理指針の基本骨格 …… 118
6.3 新倫理指針各論 …… 120
6.4 変わり始めた倫理指針 …… 127

第7章
明日の医薬品開発につなげるために ——————— 129

7.1 相手を知り、自分を知ることから始まる医薬品開発 …… 129
7.2 立ちはだかる多くの課題 …… 130
7.3 非臨床試験及び臨床試験（治験）に共通の課題 …… 131
7.4 非臨床試験を実施する際の課題 …… 137
7.5 臨床試験（治験）を具体化するための課題 …… 142
7.6 困難を乗り越えた証の総括報告書 …… 159
7.7 日本の創薬産業の将来に向けて …… 160

あとがきに代えて …… 163

第1章

患者と人権をめぐる歴史

「医学の進歩のために患者や被験者に危険を背負わせることがどこまで許されるのか？」医学が医師と患者との関係なしには存在しえない以上、この命題は永遠に存在し続けるであろう。

この命題は、古代ギリシアの時代にヒポクラテスによってすでに問われているが、その後は千年以上ほとんど問われない時代を経てきた。その時代には死生観に対する国家と個人の関係の変化、宗教、戦争、疫病などさまざまな要素が加わった。この命題が再び問われ始めたのは17世紀である。科学が根拠に基づく考え方を問い始めると同時に、倫理学もこの命題を問い始めている。やがて、産業革命が人類に一大変革をもたらし、このころから医療者もこの命題を再び問い始めた。いや、問い始めざるをえなかった。科学の盛隆とともに、医学が患者の協力による検証実験を不可欠のものとしたからである。

それでも最初は、検証実験が小規模であったことから、実験の是非は医師個人の裁量に委ねられても問題とはならなかった。ところが、19世紀になると、交通網の発達と物資の生産力向上が、大量の人の移動をもたらし、医薬品も利益を生む商品として位置づけられ、大量に売りさばくために規模の大きい検証実験を行わざるをえなくなった。アスピリンの発明は、一つの医薬品が製薬会社や国家

に巨万の富をもたらすことを示した先駆的存在である。利益を生むものには権力が群がる。権力の前では、もはや検証実験(この時代ではすなわち人体実験)を伴う医薬品の開発は、個人の意思で制御することのできない存在となりやすい。なぜなら、実験者の意思とは別に権力者の意思の介入が生じるからである。それでも、その後の医学のめざましい発展から判断すれば、当時行われたほとんどの人体実験は真っ当なものであったにちがいない。

しかし、その後は、国の存亡が国民一人ひとりの存亡にも直結する覇権主義時代に覆われた。覇権主義の中では、医薬品よりも殺戮兵器としての医学研究、薬品開発が行われる。これらの開発の延長線上には大量の犠牲者を伴う人体実験がある。第二次世界大戦後のニュルンベルク裁判の際、この大量の犠牲者を出した人体実験が、「大きな善(多数の人々の救済)のためには、小さな悪(多少の人命の犠牲)は許される」という論理の下に、正当なものとして主張されている。もちろん、現在の人がこの一節を読んでも正当性をもつとは考えないであろう。しかし、覇権主義という歴史の流れの中での薬品の存在価値を考えれば、一部には必然性があったことも否定できない。

現代においては、覇権を前面に出す国はほとんどないが、武力を経済力に置きかえてみれば、決して異なる時代の話であるとは言いきれない。今でも、製薬企業は倒産すれば何万人もの社員とその家族を路頭に迷わせ、成功すれば莫大な利益をもたらす。故に、会社の命運をかけた治験という名の人体実験が世界の至るところで実施されている。

現在、たとえどんなに大きな医学の発展のためであっても、患者(被験者)の安全確保と人権保護をないがしろにした人体実験が正当化されてはならない。日本の医学研究、とりわけ医薬品開発は、医師と患者の健全な関係性に基づいて成立しているはずであるが、

その規制にはいくつもの矛盾やねじれがあり、両者の関係性に少なからず影響を及ぼしている可能性がある。本章では先に述べた命題について、ヒポクラテスから続く医師と患者の関係が、医師個人では制御不能に陥らざるをえなかった歴史と、日本の医薬品開発をとり巻く背景について考える。

1.1 古代ギリシアにおける医師と患者の関係

　ヒポクラテスのことを述べる前に、アリストテレスを忘れてはならない。アリストテレスは、生命の3条件を「外界と自己を区別する膜（境界）」、「自己複製能力（子孫を残す繁殖）」、「物質代謝（外界から物質を取り入れて、生化学反応によってエネルギーや栄養を摂り入れ排出する）」とし、この三つの特徴が非生命と生命を分ける基準であると説いた、医学の歴史において重要な人物である。彼は医学を神話や説話の領域から、機械論的自然観に基づく科学の領域に移し替えた人物でもある。彼がもたらした自然観をきっかけとして、現代の医学が始まったといっても過言ではない。

　科学の視点から患者を診る中では、医師は同時に科学的な知見を患者の治療に反映させ、応用したいと考えても不思議ではないが、その考えは人体実験への誘惑でもある。そこでは、医師が「知的好奇心」、「患者を治すことへの慈悲」、「治療への使命感」、「確信のない治療を試み、患者に危険を背負わせることへの不安や罪悪感」など、さまざまな思いを交錯させながら患者と向き合っていたにちが

いない。その未知への試みのいくつかは患者の生命を危険に曝し、実際に生命を落とした者もいたはずである

　ヒポクラテスは、この自由裁量に任された未知への試みに初めて楔を打った人物といえる。彼はアリストテレスと同様に、病気の原因を神や悪魔ではなく、環境（飲み水などの衛生環境や、気候）にあるとし、科学的に病気を捉えようとした。同時に、医師が病気に関するデータを集めれば、似た病気なら症状の経過を予測できるとし、病気の予防についても考えた。現在でも通用するこの考え方だけでも、彼は医学の祖と呼ばれるに相応しい人物である。その彼がさらに倫理面にも踏み込んで、自由裁量に任せられていた未知への

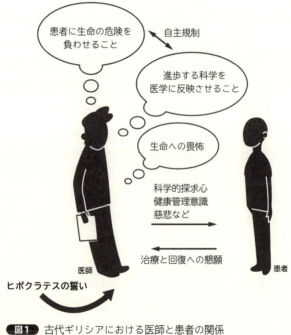

図1　古代ギリシアにおける医師と患者の関係

試みに対し、「なすべきこと」と「なすべきでないこと」とを明記し、医師・患者の関係に一つのルールを作った。これが「ヒポクラテスの誓い」の原点である。「ヒポクラテスの誓い」は現在でも「医師のあるべき姿」の理想とされ、医療者全体に通じる「医の倫理の起源」として広く世界に浸透している。

古代ギリシアにおける医師と患者の関係は、**図1**のようなものであったと想像される。

1.2 古代日本における医師と患者の関係

古代ギリシアと同様、日本にも医師にあたるものが存在し、医師と患者の関係も存在したことは容易に想像できる。ところが、日本の医師像と医師と患者の関係は古代ギリシアのものとは異なるところがあったと思われる。

日本の神話には田の神信仰に代表されるように神様と人間が一緒に酒を酌み交わし、ともに失敗を犯すような関係が多く残されている。仏教の輪廻転生という考え方を受け入れ、人が死ぬことを「土に還る」とも表現する。この自然信仰と神様との関係性は、絶対神を崇める西洋の信仰とは異質のものであり、医師と患者の関係にも少なからず影響を与えている。この自然神を信仰する風土は、古代中国の「神農」によるところが大きいと考えられる。古代中国の宗教と学問は自然と調和した経験則を重視しているが、この思想はさらに日本の気候風土の中で強化され、日本の医学が経験則を基本とし、薬草などを駆使する薬草学として発展していく土台となった。「枕草

子」に記載のある「くす師(薬師)」は、まさに薬草を調合する者である。

そして、当然ながらこのような自然との調和を考える思想の中では、自然から得られる産物にも価値が与えられ、統制が敷かれる。自然の産物の統制については、江戸時代・八代将軍徳川吉宗のときに薬品検査所が設置され、検査に合格した薬品以外の販売を禁じて品質の確保が行われていたが、このことは、薬草の調合の均質化、一般化が始まっていたことを示している。日本での医薬品開発とは薬草の調合にあり、このような流れを汲むからこそ、日本の医薬品開発は「薬事法」(現「医薬品、医療機器等の品質、有効性及び安全性の確保等に関する法律」(医薬品医療機器法))[1]の規制下にあると考えられる。

さらに、この自然信仰は医師と患者の関係に大きな影響を与えている。日本では自然からの産物と親しみのある自然神とをつなげて「恵み」と考え、「感謝」の気持ちを組み入れることを忘れなかった。「感謝」は精神活動の一部であり、日本人は自然の産物である薬草と、そこから得られた健康にも精神的意味を与えた。「感謝」の中では、「精神」と「科学」は対峙するものではなく、共存するものとして置かれている。例えば、相撲、柔道、剣道などでは神棚が備えられ、「精神」へのこだわりがみられるが、スポーツにおいて祈りを捧げることはあっても、神棚を奉る文化は独特といえる。

このように、「精神」、特に「感謝」を説くからこそ、西洋では「科学」の領域で発展した医学も、日本では「科学」と「精神」の領域の共存が可能であった。中国の陸宜公(唐時代の宰相)が語った「医は以て人を活かす心なり。故に医は仁術という」という言葉は、平安時代に日本に入ってきた。当時から、さまざまな医学知識が日本に

---

1) 現在は「薬機法」と呼ばれることがあるが、歴史的な整合性をとるため「薬事法」で統一する。

持ち込まれたことは想像に難くないが、陸宣公の考えについては時代を経ても消えることはなく、貝原益軒（江戸時代の本草学者、儒学者）の著書である「養生訓」にもその記載が見られる。

さらにこの考えは、現代にも息づいている。例えば、日本医師会設立の第一目的を見ると、「『医道の高揚』に置き、道徳性を高めること、即ち、道徳違反（倫理違反）をできるだけ少なくすること」とあり、「法は最低限の道徳」と位置づけている。その結果、求めているものは『有害性』の減少であり『信用』の増加である。それは『尊敬』されること」としている。このように、日本の医師と患者の関係は、千年以上の年月を越えて科学と精神が調和をとった形で受け継がれ、西洋における医師像や、医師と患者の関係とは異なる考え方によって脈々と流れているのである。

古代の日本における医師と患者の関係は、図2-❶のようになると考えられる。医師は上からの目線だけでなく、水平（横）からの目線ももっていたと想像される（参考として、近代日本における医師と患者の関係を図2-❷に示す）。

このように、古代ギリシアを源流とする医学と、日本の医学とは異なる文化背景をもっており、当然ながらそこから生まれた医師と患者の関係もおのずと違ったものになるはずである。ところが、今の日本の医薬品開発をとり巻く環境は、創薬市場で世界に後れをとってはならないと考え、欧米の医学、欧米の医師と患者の関係に基づいたGCP（いわゆるGCP省令）を、日・米・欧（EU）の三極同時のタイミングで公布することを急いだ。欧米の文化背景から作られた制度を、背景の異なる日本の医薬品開発環境になかば強引に持ち込んで何も起こらないとは考えにくい。こうした時代のひずみがもたらすトラブルに巻き込まれるのは患者あるいは被験者であり、その後始末を背負わされるのは、現場で患者と直接向き合う医師だということも忘れてはならない。

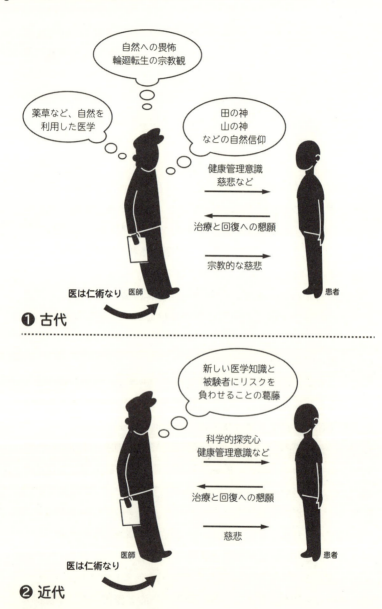

図2 日本における医師と患者の関係

1.3 中世から近世にかけての医師と患者の関係における空白の時代と仮想社会

　中世ヨーロッパの医師と患者の関係について調べてみると、どういうわけか、医療倫理に関する資料として、紀元前の「ヒポクラテスの誓い」から1947年の「ニュルンベルク綱領」までの数千年間にわたり、医師と患者の関係について解説されたものを見かけない（日本についても、平安時代から江戸時代までの医療倫理の変遷に関する解説を見かけない）。数百年もの間、西洋でも日本でも、医師と患者の関係に対する命題について空白の時代が存在したのである。

　この原因の一つは、西洋でも日本でも宗教という名の仮想社会が隆盛を極めている点が挙げられる。中世ヨーロッパでは、幾度となくペストの流行に苦しめられ、当時、ペストは7000万人いたヨーロッパの人口の1/3近くの生命を奪ったといわれている。Plagueという単語が、「ペスト」の意味とともに、「疫病」、「伝染病」の意味をもち、同義語として扱われていることがペストの恐ろしさを物語っている。そんな原因不明の病気に対して、これを神からの罰と意味づけることは容易であったにちがいない。そうした状況下では、神に近い存在である宗教が神からの許しを請い、病気から人を救うという超越的・脱日常的な仮想世界を作り上げることもできたはずである。現代でも病気と宗教とのつながりは、御札や御守り、霊験など、あらゆる形で残っている。宗教と患者の関係は、医師と患者のように契約や対等の関係にはなりにくい。また、現実逃避の

ために創られた仮想社会では、科学の視点も入りにくいため、患者が宗教に依存するという関係においては一方的な力関係が作られやすい。そのような状況を、現在の医薬品開発をとり巻く環境に当てはめて科学の視点から解説することは難しいが、医師と患者の関係に対する解釈が古代から近代までの間に空白を作ったことにはそれなりの必然性があると考える。

　これを図にすると次のようになると思われる（**図3**）。

　ところが、現在にも似た状況が生まれようとしている。原子爆弾も化学兵器も、個人の力だけでその危機を回避することは難しい。また、大量の生命を奪うという点でも、中世ヨーロッパの疫病となんら変わらない。物資も経済もダイナミックに動く中で、個人は無力感を感じる機会も多く、そんな状況下に電子媒体やインターネットは宗教と同じような仮想社会を創り上げている。無力感を覚えた

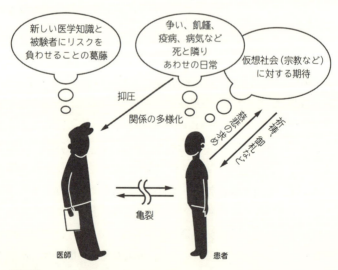

図3　医師と患者の関係の空白時代

個人も、仮想空間の中では日常生活では得られない疑似体験を得ることができるが、この疑似体験は医師が患者に病状を説明する時にも重ねられる。医師がリスクの高い手術や新しい治療法について説明しようとした時に、映像を使って現実と仮想との区別がつかなくなるような説明を行うと、患者は仮想を未来にある現実と思い込んでしまう。日常生活にない技術を利用した説明は、ときに偏った仮想空間を形成し、現実を見誤る要因となる。このように医師と患者の関係が、実は仮想空間を通して医師に支配されるものになる危険性を、現代社会、情報社会は含んでいるのである。

日本のGCP省令は、ICH[2]での合意を重ねて日・米・欧で同じルールを目指すものとされているが、なかば急ごしらえで欧米のルールを持ち込もうとしたため、さまざまなひずみが生じている。その中では、治験が画く未来（幻想）と現実が区別できなくなり、仮想現実が宗教と同じように、医師と患者の関係に入り込まないとも限らないのである。

1.4 宗教に対抗する存在としての倫理学

中性ヨーロッパでは、この時代の後に宗教的な力に対抗するかのように、現実社会で医師と患者の関係と向き合う倫理学が盛んにな

---

[2] International Conference on Harmonisation of Technical Requirements for Registration of Pharmaceuticals for Human Use：日・米・EU医薬品規制調和国際会議
※2015年10月に国際的な非営利法人に移行し、名称も「医薬品規制調和国際会議」に改められた。

る。倫理学の中で注目されることは「契約」と「権利」である。ヨーロッパでは古くから文化・風習の異なる民族が入り乱れ、栄枯盛衰をくり返してきた。その中で、彼らは自我をしっかりと維持しなければならなかった。古代ギリシアの時代から、いつの時代も共通して自我意識に基づく「契約」があり、「権利」があるため、医師と患者の関係においても、「自我の確立」と「契約」と「権利」は、切り離すことのできないものであると考えられる。

倫理学の中でも、カント(ドイツの哲学者、思想家)らが唱えた義務論(deontology)と、ベンサム(イギリスの哲学者、経済学者、法学者)らが唱えた功利主義を含む帰結主義(consequentialism)は、医師と患者の関係に影響をもたらした学説であると考えられる(第二次世界大戦の人体実験をはじめ、1960年代の患者の権利の憲章や、1970年代の医療倫理の原則論に与えた影響は非常に大きいといえる)。

カントの義務論は個人の判断に基軸を置く規範倫理学の代表的な考え方である。「汝の信条が普遍的法則となることを、その信条を通して汝が同時に意欲できる、という信条に従ってのみ行為せよ」との言葉で示されるように、普遍化が可能なときにのみモラル原理は正しいとされ、自分にだけ特例を設けることは許されないとされた。例えば「人を殺すな」、「嘘をつくな」などは普遍的法則である。倫理学者デビッド・ロス(1877～1971)は、この義務論を近代社会に照らし合わせて、次のような基本的義務のリストを作成している。

①過去の行為についての義務(約束を守り、犯した過ちには償いをする)
②感謝の義務
③公正の義務(功績と幸せが比例するようにする)
④善行の義務(他人の状況を改善する)
⑤自己改善の義務(倫理的・知的改善をする)
⑥他人を傷つけない義務

この考え方は、倫理審査委員会やインフォームド・コンセントに影響を与えることとなった。

一方、功利主義は、社会全体の幸福を重視する規範倫理学の代表的な考え方である。ベンサムが唱えた「最大多数の最大幸福」は、幸福を経済的価値に置き換えて評価するもので、20世紀後半の社会福祉の向上に大きな影響を与えた。医薬品開発における臨床試験は、この考え方なくしてはありえなかったといってもよい。しかし、軍事力を背景に他の民族や国家を積極的に侵略し、さらにそれを推し進めようとする帝国主義政策の時代には、この学説の考え方は、本来、置き換えてはならないはずの人の生命をもお金に換算するという拡大解釈を行った。ニュルンベルク裁判において述べられた「大きな善（多数の人々の救済）のためには、小さな悪（多少の人命の犠牲）は許される」という論理の原点がここにあり、歴史上、いくつもの悲惨な事件に影響を与えている。

1.5 実験者自身が企画する人体実験

医学における科学的な考え方は、カントやベンサムが生まれる前、レオナルド・ダ・ヴィンチが生まれた15世紀ルネサンス期から少しずつ芽生え始めていた。倫理学が現実世界での人のあり方を求めるのと同様に、医学でも現実的な検証に基づく知見が求められるようになった。しかも、医学が発展しようとするほどに、患者（被験者）を対象とした実験が必要になってくる。それでも18世紀から19世紀にかけての実験は、医学的な未知の試みに基づくもの

であって、周囲からの影響に左右されることのない規模であった。また、当時の人体実験は、実施者自身が被験者を決めて実施されている。人体実験の実施者として、ジェンナー（イギリスの医学者）は使用人の子供を、華岡青洲（江戸時代の医師）は家族を、そして、ペッテンコーファー（ドイツの衛生学者）は自らを被験者として選んだが、彼らは被験者を危険に曝すことへの葛藤があったからこそ、自らがその後も世話することができる近親者等を被験者として選んだのであろう。ペッテンコーファーは安全性に確信を持ちながらも、葛藤があったからこそ自らを被験者としたに違いない。

かつて、日本で脳死問題の取扱いが議論されたように、この時代

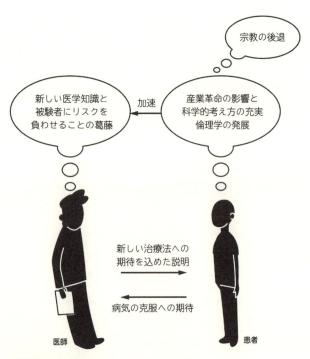

図4 実験者自身が企画する人体実験

表1 18世紀から19世紀に実施された人体実験例

年代	人物	内容
1790年頃	華岡青洲	全身麻酔の実験
1892年	ペッテンコーファー	コレラ菌自飲実験
1896年	ジェンナー	種痘の実験

も人体実験について議論がなされたのであろう。パーシバル（イギリスの医師）は、綱領（パーシバルの綱領（1803年））において「新しい治療への試みにおいては同僚への相談が必要である」と述べているし、バーモント（アメリカの医師）は、綱領（バーモントの綱領（1833年））において、非治療的な研究に関し「自発的同意の必要性」について述べている。産業革命以降は、小規模の人体実験が至るところで行われていたと考えられるが、その判断への葛藤の記録は残されているものの、残虐性への批判が残されていないところをみると、こうした実験は良心に基づいて行われていたと考えられる。

また、この時代の医師と患者（被験者）の関係と、人体実験をとり巻く状況の大きな特徴は、それまでの人体実験が、病める患者が医師に新たな打開策を求めて行われていたのに対し、**表1**に示した人体実験は、すべて健常人を対象として行われていたことである。健常な被験者の場合、実験が成功してもそれだけでは恩恵を受けたことにならない。つまり、この時代の医学は、すでに科学に基づき健常人で安全性を確かめる実験を必要とする状況に変化していたことを示している（現代でいえば第Ⅰ相試験となる）。これは「ヒポクラテスの誓い」が示す医の倫理では想定していない事象であり、「健常な被験者の安全性の確保と、医学としての社会的貢献のあり方」という新たな命題が生まれたことを意味するが、当時の人体実験は、医師個人で制御可能な小規模なものであったために、医師も患者（被験者）も、この新たな命題の重みに気づいていなかったのである。

1.6 個人では制御できない組織による人体実験

　蒸気機関の発明に始まる産業革命は、人々の生活を一変させたばかりでなく、「人」や「モノ」の流動を生みだし、あらゆることに対して他人と比べる競争心と欲望を作り出した。健康の維持や病気からの回復も例外ではない。ドイツのバイエル社が開発したアスピリン（1897年）は、そんな欲望が渦巻く状況下で誕生した。労働と賃金が直結し、競争心に充ち満ちた人たちにとって、アスピリンは熱

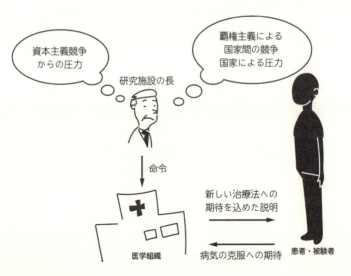

図5 組織による人体実験

を下げ、痛みを和らげる、他人との競争に勝てる魔法の薬となった。発売当初、アスピリンは二量体による突然死が発生したにもかかわらず、莫大な額を売上げ、バイエル社とドイツ国家に大きな富をもたらした。実は、1800年代後期は、1900年代後期のIT革命にも劣らないほどに医学に変化がもたらされた時代でもあった。コッホ（ドイツの医師、細菌学者）による病原体の発見は免疫と消毒による予防の重要性をもたらし、解剖学に基づく医学は消毒下における侵襲性の高い外科治療の開発をもたらした。医学上の発見は、生活の向上に加えて、大きな富をもたらすものへと変貌した。折しも世界は、覇権主義という富と軍事力が支配する時代である。覇権とは国の滅亡がその国の民族や国民の滅亡に直結することを意味し、第一次世界大戦や第二次世界大戦は覇権主義の延長線上にある。この時代、個人の生命は「モノ」として数えられ、国家存続のためなら多少の犠牲はやむをえないとの考え方で占められていた。つまり、国家存続のために行われる人体実験での犠牲者の数が、国家の消滅による国民の犠牲者の数よりも少ないならば、その人体実験は正当化されても不思議ではない時代であった。

　実験の意思が実験者を離れた時、実験者自身にこれを制御する力はない。「アウシュヴィッツ・ビルケナウ強制収容所での実験」は、ナチスの医師たちの非治療的人体実験における残虐な行為としてしばしば引用されるが、新しい医薬品が開発されて巨万の富を生み、それによって国が救われるとすれば、どの国も一度は同じことを考えたはずである。

　日本でも、第二次世界大戦中に旧日本軍の731部隊や、九州大学での人体実験が史実として残っている。このように、いくつかの史実を見れば、それが「アウシュヴィッツ・ビルケナウ強制収容所での実験」と同じ方向にあったことは明らかである。

　また、戦勝国であっても、末端の兵士や一般市民は非人道的な扱

表2 20世紀初頭から第二次世界大戦後の人体実験例

年代	組織	内容
1944年	ナチス・ドイツ	アウシュヴィッツ・ビルケナウ強制収容所での実験
1945年	九州大学	生体解剖事件
1940〜1945年	旧日本軍731部隊	中国、旧満州でのペスト、コレラ、チフス、赤痢、梅毒スピロヘータなどの生菌を注射する細菌学的な人体実験
1946〜1962年	アメリカ軍	核戦争を想定した兵士の被爆演習
1932〜1972年	アメリカ公衆衛生局	タスキギー梅毒研究*
1950年頃	新潟大学	ツツガムシ病原菌の人体接種問題
1950年代初頭〜1960年代末	アメリカ中央情報局（CIA）科学技術本部	MKウルトラ計画（LSDを使った洗脳実験）
1971年	スタンフォード大学心理学部	模型の刑務所（実験監獄）

＊被験者の人権を守る厳格なルール作りのもとになった事件

いを受けている。アメリカでは、原爆開発計画（マンハッタン計画）の際、何も知らされていない一般市民や兵士などを被験者に、放射性物質の人体への影響を調べるため、プルトニウムの静脈注射や、大量の放射線を人体に照射する実験が行われていたといわれている。広島や長崎への原爆投下も人体実験的要素が大きく、今でも「戦争を終わらせるため」という覇権主義に重なる理由で原爆投下が支持されていることを考えると、マンハッタン計画が人体実験であったとの信憑性は高い。さらに、人体実験における被験者の人権に対する意識は、むしろ、戦勝国の方がその転換に時間を要した可能性がある。実際、ハーバード大学医学部教授であったビーチャーが「ニューイングランド医学雑誌（New England Journal of Medicine）」（1966年）に発表した「倫理と臨床研究」と題する論文では、戦後も本人の同意のないままに人体実験が続けられていたことが明らかにされている。

このように、人体実験が個人の目的を離れて組織の目的にすり替わり、さらに覇権主義的な権力が加わると、人体実験を正当化する理屈がいかようにも組み立てられ、ついには個人の力では制御できなくなってしまう。これは一見、現代では起こりようがないことと捉えられがちだが、単に覇権主義を国際企業間の経済支配に置きかえれば、同じ構造であることが分かる。さらに、かつて宗教が創り上げた仮想社会は、IT革命による多量の情報やメディアがとって代わり、現実と仮想との区別をつけ難くしている。世界の人口が70億人を超え、地球が人類を維持できる限界に達しつつあることを考えれば、この先に新たな平衡の破れが生じ、人体実験の暴走が起きても不思議ではない。これまでの歴史を振り返れば、平衡の破綻が生じたときにないがしろにされるのは弱者の人権であり、臨床試験であれば被験者の人権である。どの世界でもいえることだが、理屈は後からついて回る。それは歴史が物語っている。

1.7 組織の暴走による人体実験への反省と危機感

　第二次世界大戦の狂乱から覚めたとき、戦禍の惨劇を目の当たりにした人々はさすがに生命の価値について問い直したようである。凄惨な人体実験を裁いたニュルンベルク裁判及びその結果として示されたニュルンベルク綱領[3]を見ると、当時の人々が組織による意

---

3) 拙著「医療の倫理」岩波新書、p.232-234、1991年

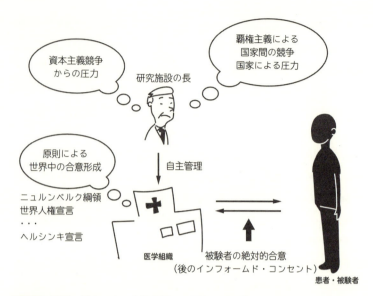

図6 組織の暴走による人体実験への反省とその後

思決定の暴走を抑止するために、これに対抗できる制御能力を創らなければならないと考えたことがうかがえる。この制御能力によって当時の人々が目指したものとは、緩やかではあっても宗教やイデオロギーに影響されることなく形成される世界全体の合意であった。この合意の形成に大きな影響を与えた考え方が、カントが提唱した義務論である。

ニュルンベルク綱領では、初めて被験者に対する説明責任を医療者に課すべきことが明文化された。ただし、ニュルンベルク裁判は戦争犯罪を裁くことを目的とし、ニュルンベルク綱領の内容も危険度の高い医学研究に限定されていたため、後にビーチャーが「倫理と臨床研究」の中で告発したような人権をないがしろにした人体実験は残っていたものの、実験者の責任の明文化は、その出発点として画期的なものであったといえる。後に、この限定された実験の範

囲は治療的な臨床試験全般に拡大され、ヘルシンキ宣言(「人間を対象とする医学研究の倫理的原則」)に受け継がれていくことになる。現在、その責任の範囲は診療一般の倫理へと拡大され、日本においても、これまでの倫理指針に代わり「人を対象とする医学系研究に関する倫理指針」(平成26年12月22日)が発出されている。

1.7.1 ニュルンベルク綱領

ニュルンベルク綱領は、世界初の医学研究倫理の原型となり、後に作られた数多くの法令や指針に多大な影響を与えた。ニュルンベルク綱領では、医学研究における人体実験の必要性を認めつつ、被験者の「知る権利」、「拒否する権利」、「自発的同意」が明記され、「容認できる人体実験とは何か」を示している。

さらに、ニュルンベルク綱領を受けて、**表3**に示した宣言などが策定されている。

ただし、ニュルンベルク綱領は、10の項目を箇条書きで並べたものであり、核となる柱が立てられておらず、あくまでも戦争の反省という過去に重点をおいた内容であった。第一項目の「絶対的同意」はそのことを如実に示しており、かつてナチスの医師たちが実行したような非治療的人体実験を対象とし、後に頻繁に行われるこ

表3 ニュルンベルク綱領の影響を受けて行われた宣言等

年	宣言等	内容
1948年	ジュネーブ宣言	「ヒポクラテスの誓い」を、時代に沿うようにした。
	世界人権宣言	すべての人民とすべての国が達成すべき基本的人権について宣言した。
1949年	国際医療倫理綱領	医師の一般的な義務、患者に対する医師の義務、同僚医師に対する義務について定めた。

ととなる治療的研究は含まれていなかった。これにより1960年代前後でも、数多くの人体実験が被験者の同意のないままに行われることとなった。この事実は、戦勝国を中心として被験者の人権保護への意識がまだ高くなかったことをうかがわせる(サリドマイド事件など、医薬品におけるいくつかの悲劇もその隙間で起きている)。なお、治療的研究における説明と同意について明文化したヘルシンキ宣言が採択されたのは、第二次世界大戦が終了してから約20年後の1964年のことである。

1.7.2 ヘルシンキ宣言 〜臨床研究に携わる医師に対する勧告〜

ヘルシンキ宣言は、条項の箇条書きではなく、初めて理念という骨格をもったものであり、非人道的人体実験を対象として創られたニュルンベルク綱領の同意の"絶対性"が改定され、非人道的な人体実験だけでなく、医学研究者が実施するすべての人体実験を対象とするとともに、さらに非治療的臨床研究も含めた内容となっている。ヘルシンキ宣言の理念は現在でも人体実験に対する倫理規範となっており、構成は次に示したとおりである。

> 序文
> 1. 基本原則
> 2. 治療的臨床研究
>   十分な説明と自由意思による同意と法的後見人による同意
> 3. 非治療的臨床研究
>   原則として文書による同意

ヘルシンキ宣言は、初版(1964年6月の第18回世界医師会総会(ヘルシンキ、フィンランド)にて採択)以来、9回にわたる修正を

経て、最近では2013年10月の世界医師会フォルタレザ総会（ブラジル）において修正が行われている。現在、この宣言は人を対象とする研究の世界的な基本原則であり、医学研究における憲法のようなものである。ヘルシンキ宣言における基本原則は**表4**のとおりである。

このうち、①と②は医療倫理の四原則にも発展していき、1970年代には医療倫理の原則論としての議論が盛んに行われた。また、③と④は、一見、原則というには具体性をもちすぎているようだが、現在の臨床研究においては欠かせない2本の柱となっている。ヘルシンキ宣言では、これらに「⑤常識的な医学であること」を加えて五原則とされている。「常識的な医学」という表現は漠然としており、難解ともいえるが、これは「何をもって常識と判断するか」を常に説明できなければならないことを明文化したものと考えられる。

表4 ヘルシンキ宣言の基本原則

①患者・被験者福利の尊重
②本人の自発的・自由意思による参加
③インフォームド・コンセント取得の必要
④倫理審査委員会の存在
⑤常識的な医学であること

1.8 ヘルシンキ宣言を支える思想とその発展

1.8.1 「患者・被験者福利の尊重」と「本人の自発的・自由意思による参加」

ヘルシンキ宣言では冒頭に「患者・被験者福利の尊重」が述べられている。源流はカントの義務論にあり、その思想はデビッド・ロス（イギリスの哲学者、道徳家）の直観主義的義務論に受け継がれ、20世紀後半にアメリカを中心に発展した。

背景として、1930年代から1970年頃まで行われていた「タスキギー梅毒研究」（梅毒の患者を意図的に治療しない実験）など、戦勝国で戦後も継続されていた影の部分と、そのスキャンダルへの反動がある。それは、次のような宣言で形となった。

> 患者の権利章典に関する宣言（アメリカ医師会）
> 1972年（1973年採択）
> 「患者は担当医師から、自らが理解することを合理的に期待しうる言葉で、その診断、治療及び予後に関する完全な現在の情報を取得する権利を有する」

また、1970年代にはアメリカのエンゲルハート（倫理学者）、ビーチャム（哲学者）、チルドレス（倫理学者）といった人々が、医療倫理の原則論について議論をくり広げている。1960年代から1970年代にかけて、ベトナム戦争に対する反戦運動の影響もある

のか、被験者の人権に対する議論の中心はアメリカであった。その中でも、「被験者保護のための倫理原則およびガイドライン」（アメリカ (1979年)、通称：ベルモント・レポート）は、次の三原則を明記し、1980年代に成熟期を迎える医療倫理に大きな影響を与えた。

> - 人格の尊重 (respect of persons) ＝インフォームド・コンセントの確保
> - 善行 (beneficence) ＝危険性と利益の評価
> - 正義 (justice) ＝被験者の公正な選抜

一方、ビーチャムとチルドレスは「生命医学倫理」（初版：1979年）の出版によって、個人情報の保護[4]につながる決定的な役割を果たした。この個人情報の保護は日本の「臨床研究に関する倫理指針」にも強い影響を与えた。

ヘルシンキ宣言では次のような項目において「患者・被験者福利の尊重」が述べられている。

> 5. （前略）被験者の福祉に対する配慮が科学的及び社会的利益よりも優先されなければならない。
> 9. 研究者は、（中略）いかなる自国の倫理、法及び規制上の要請も、この宣言が示す被験者に対する保護を弱め、無視することが許されてはならない。
> 10. 被験者の生命、健康、プライバシー及び尊厳を守ることは、医学研究に携わる医師の責務である。

これらは日本の「臨床研究に関する倫理指針」及びGCP省令、さらには新たに発出された「人を対象とする医学系研究に関する倫理指針」に大きな影響を与えた。

---

4) 日本では2003年5月に個人情報保護法が成立している。

1.8.2 インフォームド・コンセント取得の必要性

被験者の同意の原点は、ニュルンベルク綱領に示された絶対的同意にあるが、ヘルシンキ宣言では「本人の自発的・自由意思による参加」に改められた。しかし、ヘルシンキ宣言の初版では「インフォームド・コンセント」という用語は使われていない。「インフォームド・コンセント」という言葉が明文化されるには、さらに10年の月日が必要であった。

「インフォームド・コンセント」の原点は、1957年のカリフォルニア控訴裁判所における医療過誤裁判(サルゴ判決)にある。この判決では、歴史上初めて患者が同意を与える際に、医師から情報が与えられていたか否かが論点となった。その後、インフォームド・コンセントという用語は徐々に浸透し、第29回世界医師会総会(1975年:東京)におけるヘルシンキ宣言の修正の際に明記された。その後も、インフォームド・コンセント取得は、世界医師会の患者の権利に関する「リスボン宣言」(1981年)でも明記され、さらに、第35回世界医師会総会(1983年:ベニス)におけるヘルシンキ宣言の修正では、未成年者の同意に関する記載が部分改訂された。

ヘルシンキ宣言での「インフォームド・コンセント」に関する項目は次のとおりである。

> 9. (前略)。対象者はいつでも報復なしに、この研究への参加を取りやめ、または参加の同意を撤回する権利を有することを知らされなければならない。

その後、先述したベルモント・レポートで「人格の尊重(respect of persons)」が基本的な倫理原則の一つとして示されたことにより、ヘルシンキ宣言も被験者に対するインフォームド・コンセントの手続きについて、「情報、理解、自発性」を重視した形に修正さ

れている。

> 22. （前略）対象者がこの情報を理解したことを確認したうえで、医師は対象者の自由意志によるインフォームド・コンセントを、望ましくは文書で得なければならない（後略）。
> 26. 実験計画書の中には、審査委員会の検討と承認を得るために、インフォームド・コンセントを与えることができない状態にある被験者を対象にする明確な理由が述べられていなければならない。その計画書には、本人あるいは法的な資格のある代理人から、引き続き研究に参加する同意をできるだけ早く得ることが明示されていなければならない。

なお、「臨床研究に関する倫理指針」では、【第2の1(3)】、【第4の1(1)】【第4の2(1)】に同様の内容が規定されていたが、「人を対象とする医学系研究に関する倫理指針」では、この内容についてこれまでの2倍の頁数が割かれている。

1.8.3 倫理審査委員会の存在

「インフォームド・コンセント」だけでなく、ヘルシンキ宣言の初版では、「倫理審査委員会」という言葉も記載されていなかった。先述したように、ヘルシンキ宣言は「理念」として策定されたものであるが、それを確固たる形にするためには、さらなる時間と当時の医療関係者の大きな努力が必要であったことがわかる。

ヘルシンキ宣言が採択された1960年代前半、医療倫理の規制は原則論に留まり、法的拘束力がなかった。医療倫理に関する国家の規制が明確化されたのは、NIH（アメリカ国立衛生研究所）が発表した「公衆衛生局を通じ、連邦政府が出資した研究すべてを包括する倫理指針」（1966年）が始まりであり、ここで初めて医学研究計画を審査する機関として「施設内審査機関（IRB：Institutional Review Board[5])」の設置を研究施設に求める方針が示された。この指針の背景には、研究のインフォームド・コンセントには限界があり、被験者にとって研究の内容を完全に理解することは実現不可能との考え方がある。その後、アメリカでは医学研究全般にわたる規制を目指す初の法律となった「国家研究法(National Research Act)」(1974年)に基づき、臨床研究を実施する機関に施設内審査委員会の設置を義務づけるとともに、「生物医学・行動学研究における被験者保護のための国家委員会」が設置された。

倫理審査委員会の位置づけとして、研究責任者を「行政」、研究施設を運営する長を「立法」とみなすと、倫理審査委員会には「司法」の役割が与えられることになり、臨床研究におけるいわば三権分立の体制が固められたことになる。これは、特筆すべき歴史的な出来事であったといえる。さらに倫理審査委員会を含めたこの考え方は、アメリカに留まらず、「人を対象とする生物医学研究の国際倫理指針」(1982年)にも採用されている。

これに対して、日本の倫理審査委員会は「人を対象とする医学系研究に関する倫理指針」が緩やかな自主規制である点において、踏み込みが足りない部分がある。その原因は、先述したように欧米の臨床研究が医師と患者の間での「契約」という考え方に基づいているのに対し、日本の臨床研究は「仁術」という医師と患者の間の精神的依存関係を整理しきれていないところにある。現在の日本の臨床研究は、欧米の制度の導入と、日本がもつ独特な歴史的背景との間で、原則論しか述べられない状態にある(それ故、自主規制以上に踏み込むことができない)。しかし、この曖昧さは臨床研究を行ううえで、さらには後述する医師主導治験を行ううえで、被験者の人権をないがしろにしかねない危険要因を抱えている。

---

5) いわゆる治験審査委員会、倫理審査委員会。

1.9 医師と患者にまつわる歴史の要約

このように臨床研究、GCP省令、医師主導治験と展開していくその根底には、医師と患者にまつわる欧米と日本の考え方の異同が影響している。これを念頭に入れておくと、現在の医薬品開発をとり巻く環境を今までとは違った視点から見ることができる。本章で述べてきたことをまとめると次のようになる。

- 「医学の進歩のために患者や被験者に危険を背負わせることがどこまで許されるのか？」という命題への自問自答は、ヒポクラテスの時代よりすでに始まっていた。また、古代ギリシアの医師と患者の関係には上下の関係が存在した。
- 日本では薬草などを用いる「くす師」が医師の役目を果たしていた。また、自然との結びつきが医師と患者の関係にも影響し、上下関係だけでなく横（水平）の関係も形成されていた。「くす師」の流れを汲み、現在でも医薬品開発は薬事法（医薬品医療機器法）の下で規制されている。
- 日本では、自然の恵みへの感謝と同じように、薬草とそれを処方する医師にも感謝の意を示した。その感謝の表わし方が、医師と患者の関係を「仁術」に基づく信頼関係へとつなげ、現在も色濃く残っている。
- 中世ヨーロッパでは千年以上の間、宗教とさまざまな要因が創る現実逃避への仮想現実が医師と患者の関係に影響を及ぼした。そのため、医師と患者の関係について考察することのない空白の時代が生まれた。

- 現実逃避への仮想社会は、中世だけではなく、現代でもインターネットをはじめとする電子メディアに形を変え、医薬品開発の中にも創り上げられる可能性がある。
- 中世ヨーロッパでは、仮想社会に対抗するように、現実を直視する倫理学が発展した。
- 倫理学のうち、カントの義務論は、医師・患者の権利と契約に、ベンサムの功利主義は、戦争における人体実験や現在の医薬品開発の推進に大きな影響を与えた。
- 産業革命を軸として科学的な考え方が定着し、実験者自身が人体に検証実験を行うようになった。ただし、それは小規模であり、実験者自身の判断によって制御できていた。
- 産業革命以降、医薬品開発が組織的に行われるようになったが、個人の力では制御できない大規模な人体実験へのきっかけともなった。
- 19世紀末に開発されたアスピリンは、医薬品が製薬企業と国家に莫大な富をもたらす可能性を示した。
- 産業革命以後の医学における検証的思考は、患者だけでなく、健常人を被験者とする人体実験を要求することとなった。
- 20世紀初頭、覇権主義と功利主義とが結びつき、国家の存亡が個人の生命よりも優先された。この時代には、国家を生き残らせるためには人体実験による個人の犠牲も正当化されるとの考え方が人々に入り込んだ。
- 第二次世界大戦後、被験者の同意のない人体実験に対する危機感が芽生え、非人道的な実験を制御するためにニュルンベルク綱領が制定された。

  (功利主義の結末としての大虐殺 ⇒ 組織の暴走阻止には組織の力が必要)
- ニュルンベルク綱領の適用範囲を治療的実験にも拡大する必要性

が認識され、やがてヘルシンキ宣言として、改めて世界に向けた宣言が採択された。この基本思想にはカントの義務論が取り入れられた。

> 基本原則
> 1. 患者・被験者福利の尊重 ⬌ 西洋倫理学の流れを汲む
> 2. 本人の自発的・自由意思による参加
> 3. インフォームド・コンセント取得の必要 ⬌ 裁判所から出てきた扱い方
> 4. 倫理審査委員会の存在 ⬌ 組織に対抗する意思決定機関
>
> ※研究代表者(行政)、施設の運営(立法)、倫理審査委員会(司法)として位置づけられる権力の分立

- ヘルシンキ宣言以降、倫理の対象範囲は医学実験全体に広げられていった。その理念の具体化のため、アメリカを中心に盛んな議論が行われた。
- 「インフォームド・コンセント」がアメリカの裁判で論点となった後、ヘルシンキ宣言にも組み入れられ、急速に世界へ浸透した。
- 臨床研究の運営から独立した倫理審査委員会の設置がアメリカで提唱され、急速に世界へ浸透した。
- 倫理審査委員会は、臨床研究におけるいわば司法の存在であり、研究施設の長(立法)、研究責任者(行政)ともども、倫理審査委員会の登場によって、三権分立に喩えることのできる制度が構築された。

医学実験に対する考え方が変化する中、1990年代に日本では、インフォームド・コンセントや倫理審査委員会の考え方を取り入れた「臨床研究に関する倫理指針」の作成に着手した。しかし、その倫理指針は、欧米では根幹をなす「権利」と「契約」が上手く取り入れられていない。そのため、日本の倫理指針はいまだに自主管理の

名の下に置かれ、「権利」や「契約」の概念が曖昧なままである。先述したように、平成26年にその隙間を解消するべく新たな倫理指針が発出されたが、まず、臨床研究の基礎を作り上げた「臨床研究に関する倫理指針」と、臨床研究における欧米と日本の背景の違いについて考えなければならない（**図7**）。

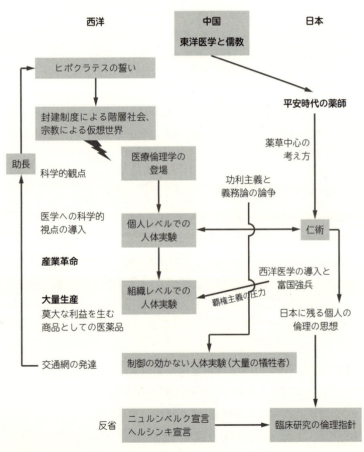

図7 臨床研究における西洋と東洋（日本）のスタンス

医薬品開発をとり巻く環境は1980年代以降、情報に対するIT革命と、物資と人に対する流通革命とによってさらに複雑さを増すこととなった。情報と流通の変化は、製薬企業が国境を越え、多国籍企業となることを可能にし、医薬品市場をめぐる新たな経済競争の場を創り出した。この国境を越えた多国籍企業は、開発コストを下げるために世界共通の新しいルールを作ろうとし、一方、各国の規制当局も、世界共通の新しいルール作りの中にあって、企業に主導権を奪われまいとする。それぞれ思惑の違いがありながらも製薬企業と規制当局は、この世界共通の新しいルール作りをICHによって具現化し、方向性を一致させようとした（ICHについては第3章で詳述する）。

　そして、世界は治験の統一ルールとなるICH-GCPを作り上げたが、それと同時に製薬企業と規制当局は、同床異夢を見ながらお互いが主導権を争うという現状を招いた。また、日本においてはさらに複雑で、ICH-GCPに合わせて平成9年にGCP省令を公布したが、世界の趨勢から取り残されないために整備を急いだことと、日本の歴史的な環境要因によって、臨床研究と治験の間にひずみや隙間ができてしまっている。

　これらは当然のことながら被験者に大きなリスクとなって現れる。医薬品開発に携わる者はこのリスクを最小限に抑えるため、医師と患者の関係をはじめとした、日本の臨床研究や治験が抱える課題を整理するとともに、その必然性を理解して、対処のための優先順位を決めなければならない。

第2章

臨床研究に関する倫理指針

2.1 臨床研究の基本ルールとなった「臨床研究に関する倫理指針」をめぐる状況

2.1.1 GCP省令よりも発出が遅れた「臨床研究に関する倫理指針」

　平成26年12月22日に、「人を対象とする医学系研究に関する倫理指針」(新倫理指針(いわゆる統合指針))が公布された。新倫理指針については後述するが、日本の臨床研究の指針の基礎となるものは「臨床研究に関する倫理指針」である。やや回り道のように思えるが、第1章で述べた背景を源流にもつ臨床研究の課題を理解するには、「臨床研究に関する倫理指針」について把握しておくことが必要であると考える。

　第1章で述べたニュルンベルク綱領やヘルシンキ宣言の対象は、

治験ではなく臨床研究であった。その後、欧米では被験者の人権をめぐる基本原則が徐々に浸透し、アメリカで制定された臨床研究に対する国家研究法（1974年）をはじめとして、現在では臨床研究も治験も、ICH-GCPという同じ規制の下で実施されている。日本でも、欧米に後れをとらないよう、GCP省令制定とともに準備が行われたが、臨床研究に関する規制を先行させるには至らなかった。

　先述したように、日本の臨床研究と治験は異なる起源をもち、異なる規制の下で実施されている事情から、性急に臨床研究と治験を同じ規制に乗せる環境にはなかったが、何より、医師と患者の関係において独特の依存形態があり、自我の形成と契約の概念の確立が進んでいなかったことがGCP省令よりも発出が遅れた原因であると思われる。

　「臨床研究に関する倫理指針」は、GCP省令の施行から6年遅れた2003年に発出された。経過だけを見ると、その内容は、発出が遅れた分だけ「先進的なものになったのでは？」との印象があるが、欧米のような契約の概念は確立されていない。また、「研究責任者の責務」や「倫理」に重点を置いた自主規制であり、法的拘束力もなく、研究者に対する一方的な規定となっている。

　このように日本の臨床研究は、欧米の「臨床研究と治験の統一規制」を目指すどころか、「治験」と「臨床研究」のダブル・スタンダードとなってしまった。「臨床研究に関する倫理指針」の規定は、治験よりもはるかに緩やかであり、臨床研究に参加する被験者の安全及び人権の尊重についても自主管理の域を越えていない。そのため臨床研究は、至る所で被験者を危険に曝す可能性を残し、現にいくつもの事件が報道されている（第5章参照）。また、臨床研究も治験も、ICH-GCPという統一された規制によって実施されている欧米から見ると、日本の臨床研究及び治験が異なる規制で実施されていることは見えにくく、海外の臨床研究と日本の臨床研究の評価に混

乱をきたす火種を作っている。

本章では、第4章で述べるGCP省令と比較するため、「臨床研究に関する倫理指針」を基本骨格から検証し、そのうえで柱となっている倫理審査委員会及びインフォームド・コンセントについて考察する。

2.1.2 法令関係の文章を読む時の大原則

「臨床研究に関する倫理指針」については、多くの解説資料が出版あるいは配布されており、それらと同様の切り口で内容に踏み込むよりも、本章ではむしろできるだけ枝葉の部分を削ぎ落とし、簡潔な形で核心を探ることに重点を置く。

その第一歩は法令文書を読むことである。筆者も含め、法令に馴染みのない人にとって、法令文書は難解であると思われる。

法令文書の読み方については、どんな法令でも、ほとんど例外なく第一条に目的、第二条に必須用語が書かれており、したがって、第一条の目的をしっかりと頭に入れることで法令理解の半分以上は完了すると考える。

参考までに筆者が法令関係の文書を読む際の原則を示す。

法令関係の文書を読む際の原則
- 第一条に目的が記載されているので、これを徹底的に理解する。
- 必須用語は第二条に定義されている。
- 第一条、第二条に記載されている目的語は、その法令全体を通じ一貫して使用されている。
- 第一条、第二条を徹底して読めば、法令の主旨の大筋を理解できる。
- 記載内容は、重要な項目から順に子細な項目へと流れる。
- 雑則や施行日など、大筋に影響しないものは最後の方に記載されている。

なお、法令文書には、法律、政令、省令、告示、通達、通知などがあることも頭の片隅に入れておくと、内容の優先順位を判断する際に役に立つ。

> 法律：国会の議決を経て制定されるもの。憲法、条約に次ぎ、政令等の他の法形式の上位にある。
> 政令：憲法及び法律の規定を実施するためのものと、法律の委任に基づくものがある。
> 省令：各省大臣が法律または政令の施行またはそれらの特別の委任に基づいて発する命令のこと（「医薬品の臨床試験の実施の基準に関する省令」（GCP省令）はこれに該当する）。
> 告示：公の機関が公示を必要とする事項を広く一般に知らせる行為のこと（「臨床研究に関する倫理指針」はこれに該当する）。
> 通達、通知：各省大臣等がその所管事務に関して所管の諸機関や職員に命令または示達すること。主として法令の解釈、運用、行政執行の方針に関する事項がある（「GCPガイダンス」*はこれに該当する）。

＊GCP省令の運用について定めた通知（p.70参照）

2.1.3 臨床研究と関連する倫理指針

「臨床研究に関する倫理指針」を含む各種の関連する倫理指針は次のとおりとなっている[1]。

> ①人を対象とする医学系研究に関する倫理指針
> ②ヒトゲノム・遺伝子解析研究に関する倫理指針
> ③遺伝子治療等臨床研究に関する指針
> ④手術等で摘出されたヒト組織を用いた研究開発の在り方
> ⑤厚生労働省の所管する実施機関における動物実験等の実施に関する基本指針
> ⑥異種移植の実施に伴う公衆衛生上の感染症問題に関する指針
> ⑦ヒト受精胚の作成を行う生殖補助医療研究に関する倫理指針
> ⑧疫学研究に関する倫理指針
> ⑨臨床研究に関する倫理指針
> ⑩ヒト幹細胞を用いる臨床研究に関する指針

このように多くの医学研究に関する倫理指針が公表されているが、このうち⑨の「臨床研究に関する倫理指針」では、「2 適用範囲」において、「この指針は、すべての関係者に遵守を求める。ただし、①診断及び治療のみを目的とした医療行為、②他の法令及び指針の適用範囲に含まれる研究は対象としない」こととされている。つまり、⑨が本幹であり、他の指針の適用範囲にはなく、いわば例外的な扱いであることを示している。

その後、⑨は⑧の「疫学研究に関する倫理指針」と統合され、新たに①の「人を対象とする医学系研究に関する倫理指針」（新倫理指針）となった（平成27年4月1日施行）が、それでもなお、この考え方は踏襲されており、⑨の内容を理解することが医学研究の倫

---

[1] 研究に関する指針について（医学研究に関する指針一覧）
（http://www.mhlw.go.jp/stf/seisakunitsuite/bunya/hokabunya/kenkyujigyou/i-kenkyu/index.html）

理指針を理解するための王道であるといえる(以下、「臨床研究に関する倫理指針」については、「倫理指針」と表記する)。

2.2 倫理指針の基本骨格

表1は倫理指針の基本骨格と、その後の改正について整理したものである。

倫理指針の基本骨格は、医薬品開発の環境に対応すべく、何度も改正が行われている。大きくは、個人情報保護法の制定に伴うものや、倫理指針の発出後に明らかになった運用上の隙間についてである。このうち、「第5 試料等の保存及び他の機関等の試料等の利用」については、平成16年の改正において、他施設との共同研究を想定して追記された。倫理指針の発出当初、他施設と共同研究を実施する場合、倫理審査委員会の設置は施設ごとに要求され、独立に審査される必要があったが、倫理審査委員会を設置していない施設もあったため、倫理審査委員会の必要性に対する認識を深める狙いも含んだ改正であったとも考えられる。しかし、倫理指針の発出当初に他施設との共同研究を想定していなかったとすれば、臨床現場の感覚からはかけ離れていたのではないかとも考えられる。もちろん、いかなるものでも始めてから気づくことはよくあることであり、新倫理指針においても改正が重ねられることが予想される。

倫理指針における医師と患者(被験者)をとり巻く関係性を、これまでの図式に当てはめると**図1**のようになる。余分な情報を削ぎ

表1 臨床研究に関する倫理指針の基本骨格

前文	
第1	基本的考え方 1 目的、2 適用範囲 3 用語の定義 　（1）臨床研究 　（2）介入（平成20年に追記） 　（3）被験者 　（4）試料等（平成20年に追記） 　（5）既存試料等（平成20年に追記） 　（6）個人情報 　（7）保有する個人情報（平成16年に改定）* 　（8）匿名化（平成20年に改定） 　（9）連結可能匿名化（平成20年に追記） 　（10）連結不可能匿名化（平成20年に改定） 　（11）研究者等（平成20年に改定） 　（12）研究責任者 　（13）組織の代表者等（平成20年に改定） 　（14）臨床研究機関 　（15）共同臨床研究機関 　（16）倫理審査委員会 　（17）インフォームド・コンセント 　（18）代諾者（平成20年に追記） 　（19）未成年者 　（20）代理人 ※（11）行為能力（平成20年に削除）
第2	研究者等の責務等 1 研究者等の責務等 2 研究責任者の責務等（平成20年に改定） 3 臨床研究機関の長の責務等 4 組織の代表者等の責務等（平成20年に改定）
第3	倫理審査委員会 （平成23年に年1回の報告が義務づけられた）
第4	インフォームド・コンセント* 1 被験者からインフォームド・コンセントを受ける手続 2 代諾者等からインフォームド・コンセントを受ける手続
第5	試料等の保存及び他の機関等の試料等の利用（平成16年に改定） 1 試料等の保存等 2 他の機関等の試料等の利用
第6	細則
第7	見直し
第8	施行期日

＊個人情報保護関連三法（個人情報の保護に関する法律、行政機関の保有する個人情報の保護に関する法律、独立行政法人等の保有する個人情報の保護に関する法律）が平成17年4月1日より全面施行されたことに対応。

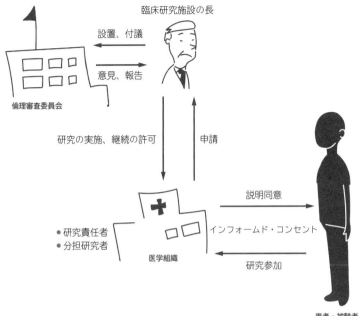

図1 倫理指針における医師と患者（被験者）の関係

落とせば、構成の主体は「研究責任者」を中心に、「臨床研究施設の長」、「被験者」、そして「倫理審査委員会」の四つで構成される。

2.2.1 倫理指針の基本骨格「第1 基本的考え方」

倫理指針の「第1 基本的考え方」には、先述した法令文書の原則どおり、この指針の目的が示されている。それによると「この指針は、（中略）、人間の尊厳、人権の尊重その他の倫理的観点及び科学的観点から臨床研究に携わるすべての関係者が遵守すべき事項を定

診断及び治療のみを
目的とした医療行為

他の法令及び指針の適
用範囲に含まれる研究

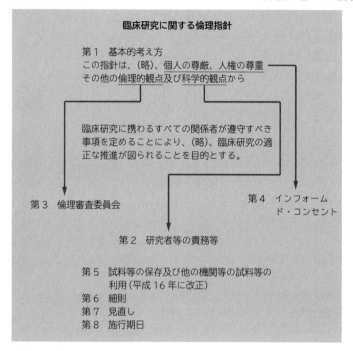

図2 倫理指針の基本骨格

めることにより、(中略)、臨床研究の適正な推進が図られることを目的とする」とされている。

「臨床研究に携わるすべての関係者」という表現は、ニュルンベルク綱領では非人道的な人体実験に限定されていた規制が、ヘルシンキ宣言では非臨床試験まで拡大し、さらに最近では、規制が「人」だけでなく「遺伝子」を扱う研究にも拡大されたことを見通したものといえる。記載の順番はヘルシンキ宣言と異なるものの、「人権の尊重」については「第4 インフォームド・コンセント」が、「倫

理的観点」については「第3　倫理審査委員会」が、「科学的観点」については「第2　研究者等の責務等」が該当し、ヘルシンキ宣言の基本原則を受け継いでいる。

2.2.2 倫理指針の基本骨格「第2　研究者等の責務等」

「研究者等の責務等」においては、責務を果たすべき対象者が示されている。対象者とは、次の者が該当する。
①研究者等
②臨床研究機関の長
③臨床研究機関を有する法人の代表者及び行政機関の長等の事業者及び組織の代表者

このうち、③の「事業者及び組織の代表者」の項は、他施設と共同で実施する研究に対応するため、後から追記されたものである（平成16年改正による）。

また、研究の実行者の責務については次のようになっている。
- 被験者の人権の尊重（ヘルシンキ宣言の遵守）
- 研究の計画書は文書で作成すること
- 研究に伴う活動をすべて文書で残すこと

特に、計画から実行までの記録をすべて文書で残すことについて明文化された点が重要であるといえる。

2.2.3 倫理指針の基本骨格「第3　倫理審査委員会」「第4　インフォームド・コンセント」

先述したように「倫理審査委員会」という言葉は、ヘルシンキ宣

言の初版には記載されていなかった（1966年にNIHが発出した「公衆衛生局を通じ、連邦政府が出資した研究すべてを包括する倫理指針」において、施設内審査委員会として具体化された組織である）が、その後の修正で取り入れられ（1975年）、世界中に浸透していった。日本の倫理指針もそれにならい、倫理審査委員会を基本骨格の一つとして定めている。

また、「インフォームド・コンセント」も、ヘルシンキ宣言の初版には記載されていない。これは、アメリカの医療過誤裁判（サルゴ判決：1957年）で具体化された言葉である。その後、「インフォームド・コンセント」は、ベルモント・レポートに取り入れられるとともに、ヘルシンキ宣言の第9項目にも規定された。「倫理審査委員会」と同様、日本の倫理指針においても「インフォームド・コンセント」はその基本骨格をなしている。その後、インフォームド・コンセントの内容と取扱いは、ビーチャムとチルドレスによる「生命医学倫理」（初版：1979年）の理念を受け、個人情報保護関連三法（2003年）の成立とともに改正された（個人情報の管理、匿名化に関する考え方を追記（2004年、2008年））。

倫理指針は、「倫理審査委員会」と「インフォームド・コンセント」の2本の骨格で医療倫理を支えた構造であるといえる。この2本の柱は医師と患者の関係、そして被験者の人権を考えるうえで不可欠なものであるが、それらは欧米の既存の考え方を持ち込んだものである。前章でも述べたが、日本の医師と患者の関係に欧米の既存の考え方をそのまま当てはめれば、「隙間」ができることは避けられない。そして、その「隙間」は被験者を思わぬ危険に曝すおそれがあることを認識しておく必要がある。

2.3 倫理指針を支える二つの柱と課題

2.3.1 倫理審査委員会

倫理審査委員会は、日本の倫理指針が発出される以前から、移植治療や脳死問題を審査する組織の必要性という観点から、その存在が議論されており、そこで培われた理念が、倫理指針にも受け継がれている。理念は申し分ないが、倫理指針における倫理審査委員会の規定では、「必要に応じて臨床研究施設の長が招集する組織」とされており、常設の組織ではない。このため、実施中の臨床研究の監視や緊急案件の解決など、迅速面において課題があるといえる。

多くの研究施設では、常設されている治験審査委員会が倫理審査委員会も兼ねているので問題は表面化しないが、その反面、当事者である委員も含め、倫理審査委員会と治験審査委員会の役割を区別

表2 倫理審査委員会の構成要件

(1) 倫理的観点及び科学的観点からの審査と、文書による意見表明。 (2) 公正かつ中立的な審査を行える構成と運営。
〈細則〉 1. 自然科学の有識者、人文・社会科学の有識者、一般の立場を代表する者での構成と、外部委員かつ男女両性で構成されること。 2. 人文・社会科学分野又は一般の立場を代表する委員の1名以上の出席。 3. 審査対象となる臨床研究に携わる者は、当該臨床研究に関する審議又は採決には参加できない(求めに応じて審議等に出席し、説明することは可能)。
(3) 守秘義務。
(4) 適正性及び信頼性を確保するための調査権限。

できる人は少ない（ほとんどいないかもしれない）。また、審査の内容も被験者に対する医療倫理に重点が置かれているため、倫理審査委員会が、研究成果の記録の信頼性を保証することはなく、この点においても治験審査委員会とは異なる性格をもっている（治験審査委員会については第4章参照）。

日本における臨床研究と治験のダブル・スタンダードの状態は、大学医学部倫理審査委員会と医学部附属病院の治験審査委員会を兼ねた倫理審査委員会との間にも問題を生み出している。

文部科学省が管轄する大学の医学部や歯学部は研究施設であり、診療施設ではない。そのため、臨床研究に対しては倫理審査委員会が設置される（倫理審査委員会の設置者は、医学部長または大学の長になると考えられる）。一方、厚生労働省が管轄する大学附属病院は、診療施設であるから治験の実施は可能であり、当然ながら、治験に備えて治験審査委員会が設置されている。なお、病院所属の研究者が臨床研究を実施する際は、ほとんどの場合、治験審査委員会が倫理審査委員会を兼ねることになる（治験審査委員会の設置者は、実施医療機関の長になる）。

医学部に所属する職員は、附属病院の職域も兼ねていることが多く、そのため、「果たして自分の研究は、どちらの委員会に申請するべきなのか？」と迷う事態が起こり得る。さらに、文部科学省所属の職員が研究代表者となる臨床研究では、通常であれば自らが所属する医学部の倫理審査委員会に研究計画を提出することになるが、同時に、それが診療行為を含んでいると、附属病院の倫理審査委員会にも研究申請を提出しなければならなくなる。すなわち、一つの臨床研究であるにもかかわらず、同じ建物内に二つの倫理審査委員会があるために、医学部と附属病院の両方の倫理審査委員会へ申請書類を提出しなければならないことになる。もちろん、それぞれの倫理審査委員会で意思疎通がとれていれば問題は起こらない

が、倫理審査委員会と治験審査委員会では、審査する観点においていくつか違いがあるため、異なる意見や決定となることもあり得る。こうなると、申請した研究代表者は全く身動きがとれなくなる。なお、後述するが、新倫理指針は文部科学省と厚生労働省の共同発出であり、倫理審査委員会の設立要件も改められたため、この課題は解決の方向に歩み始めたといえる。

　研究施設だけをもつ施設の研究者が責任者となり、他の施設の侵襲性を伴う検体（採血など）を研究しようとする場合にも判断の難しい事態が想定される。倫理指針では、介入を前提としない臨床研究に関し、被験者の同意を得る必要性について規定していない。ところが、保健所や献血所などの日常業務で採血といった侵襲性のある医療行為を行い、その際の検体を研究のために分けてもらうことは起こり得る。このような時、検体を提供する施設が被験者からインフォームド・コンセントを得ることは期待できない。また、本来は研究責任者自らがインフォームド・コンセントを得なければならないといえるが、「採血は日常業務の範囲内であり、自分たちの研究で生じる行為ではなく、派生した試料を分けてもらうだけである」と解釈することも可能である。これを倫理審査委員会が承認すれば、被験者に対して口頭による説明をしなくてもよいということになる。

　また、研究施設だけをもつ施設の倫理審査委員会は、医療行為自体に馴染みがなく、遠く離れた施設で行われているともいえる医療行為は他人事であって、議論の対象として認識されないおそれがある。しかし実際には、採血において正中神経を傷つける危険性や、検体を取り扱う際にウイルスに曝露される危険性がある（この場合、保健所や献血所では、詳細な診療録が残されていない場合もある）。このように日本の倫理指針では、責任の所在を明らかにしないまま臨床研究を実施できる「隙間」が存在するのだが、このことはほと

んど知られていない。なお、新倫理指針では試料の取扱いについても改めて規定しており、こうした事態に直面する可能性を示唆している。

　日本の倫理審査委員会は、脳死問題などの医療倫理を審査するといったイメージが根強く、医療倫理への議論が求められやすい。これに対して、治験審査委員会は治験における記録の信頼性を担保しなければならず(GCP省令第28条)、承認申請資料の信頼性においても外部の調査が入る。そのため、治験審査委員会の委員は契約に基づいており、あわせて治験をとり巻く環境の変化に敏感であることが要求されている。つまり、医療機関が臨床研究を治験審査委員会の水準で審査することについては問題も生じにくいといえるが、一方、倫理審査委員会のみが存在する場合では、社会情勢から取り残されていく可能性がある。おそらく治験審査委員会と倫理審査委員会には、社会環境の変化への対応能力に大きな「開き」があるといえる。

2.3.2 インフォームド・コンセント

　インフォームド・コンセントは、日本の旧態然とする研究体制によって争いが絶えない場である。研究者自らが被験者に対して研究内容を丁寧に説明しなければならないことは言うまでもないが、その説明を現場の医療者に押しつけて自らは実行も責任も回避しようとする名目だけの研究代表者が多数いるというのは散発的な話ではないようである。

　倫理指針の第4の1の(2)の②には、次のような記載がある。

> ②観察研究の場合
>   ア　人体から採取された試料等を用いる場合
>   研究者等は、文書により説明し、文書により同意を受ける方法により、被験者からインフォームド・コンセントを受けなければならない。ただし、試料等の採取が侵襲性を有しない場合には、文書による説明及び文書による同意に代えて、説明の内容及び被験者から受けた同意に関する記録を作成することができる。

　注目すべきは、この文言中の「研究者等」という表現であり、「等」が誰に該当するのかについては記載されていない。また、説明者と被験者が行う具体的な署名の形式についても規定されていない。

　この「隙間」を突いて、被験者への同意と説明を他人に代行させようという研究者は少なからず存在する。医局制度の下で上下関係の色が濃かった一昔前、研修医は「犬は実験で医学に貢献するが、お前たちは何の役にもたたない」などと言われ、当時の臨床研究の説明とデータ収集は、研修医やその指導医の仕事とされていたものだった。このような研究の進め方が成立した背景には、当時は当たり前だった医局内におけるヒエラルキーの存在とともに、医師と患者（被験者）の間に信頼関係（正確には相互依存関係）が存在したことが影響している。医師と患者（被験者）の相互依存関係が深くなるほど、詳細な説明を省略しても、その場の雰囲気だけで患者は被験者となることを承諾する。GCP省令が公布される以前は、しばしば口約束だけで患者は臨床研究への参加を承諾し、医師はその記録を残す感覚さえも薄かった。

　現在も、少なからずその頃の感覚は存在し、他の施設で採取された試料や、ガーゼや綿棒などの炎症部位への侵襲性があるグレーゾーンな試料などについては、規制の「隙間」にあるのをいいことに、研究者によっては被験者に対する説明と同意を簡略化すること

がある。最近、ある降圧剤が脳梗塞への効能をもっているかのようにデータを改ざんしたと疑われる事件が報道されたが、これも臨床研究の環境下で起きている。被験者である患者にどのような説明が行われたのかは定かではないが、説明と異なることが行われていたとすれば、被った社会的不利益に対して被験者から集団訴訟を起こされても不思議ではない。なお、倫理指針では、インフォームド・コンセントの過程を「記録」することについての具体的な指示は規定されていない。つまり、「信頼性」、「責任の所在」などの肝心な点はすべて自主管理、研究者の良心に委ねられているのである。そんな「信頼性の担保」も何もないにもかかわらず、「第4　インフォームド・コンセント」の細則では、現実とはかけ離れた「説明事項」が要求されている。

〈細則〉
被験者又は代諾者等に対する説明事項は、一般的に以下のとおりとする。ただし、臨床研究の内容に応じて変更できるものとする。
イ）参加は任意であること
ロ）同意しないことをもって不利益な対応を受けないこと
ハ）いつでも不利益を受けることなく撤回することができること
ニ）被験者として選定された理由
ホ）当該臨床研究の意義、目的、方法及び期間
ヘ）研究者等の氏名及び職名
ト）予測される研究の結果、当該臨床研究に参加することにより期待される利益及び起こり得る危険並びに必然的に伴う心身に対する不快な状態、当該臨床研究終了後の対応
チ）資料を入手又は閲覧することができること
リ）当該臨床研究の結果を他の機関へ提供する可能性があること
ヌ）特許権等の可能性と生み出された場合のその権利等の帰属先
ル）被験者を特定できないように対処した上で、当該臨床研究の成果が公表される可能性があること

> ヲ）当該臨床研究に係る資金源、起こり得る利害の衝突及び研究者等の関連組織との関わり
> ワ）試料等の保存及び使用方法並びに保存期間
> カ）問い合わせ、苦情等の窓口の連絡先等に関する情報
> ヨ）健康被害の補償のための保険等必要な措置
> タ）侵襲性を有する場合には、十分な説明の上、インフォームド・コンセントを受けるよう留意すること
> レ）被験者からインフォームド・コンセントを受けることが困難な場合、当該臨床研究の重要性及び被験者の当該臨床研究への参加が必要不可欠な理由

　項目の一つひとつは、きわめて常識的な内容である。しかし、「誰が」説明を行うのかという主語が記載されておらず、細かい内容のチェックについても問われていない。現在の医療現場の多忙さと、細かい要求や説明の細則の多さを考えれば、説明の省略あるいは他者への丸投げが行われたとしても不思議なことではない。

　現在、被験者の人権に対する違反には非常に厳しい目が向けられている（「基本的人権の尊重」は日本国憲法の三大原則の一つでもある）。倫理指針に法的拘束力はないものの、そのことが逆に被験者の人権の問題を、日本国憲法の「基本的人権の尊重」まで遡らせることを可能にする。厚生労働省は、明確な説明責任に係る問題における倫理指針からの逸脱に関しては、「研究費を差し止めることもあり得る」と通知している。たしかに、説明責任を明確にすることは大切であるといえるが、それを盾に研究費の差し止めをちらつかせるやり方にも疑問を感じる（これが臨床研究における新たな「隙間」の原因とならないことを願うばかりである）。

2.4 海外から見た日本の倫理指針の位置づけとその将来像

本項では、日本の臨床研究と治験が置かれている状況を、海外の臨床研究とくらべて考えてみる。

海外の視点から日本の臨床研究を考えるには、海外の臨床研究の現状を把握する必要がある。欧米における臨床研究及び治験等に関する規制は、**表3**からもわかるとおり、そのほとんどがICH-GCPである。欧米の各国は、人種、文化、価値観が多様に存在する社会

表3 臨床研究の分類

	資金提供者	主導者	日本の規制	欧米の規制
治験	製薬企業	製薬企業	GCP	ICH-GCP
医師主導治験	国・財団	医師	GCP	ICH-GCP
製造販売後調査	製薬企業	製薬企業	GCP/GPSP[*1]	ICH-GCP
使用成績調査	製薬企業	製薬企業	GCP/GPSP	ICH-GCP
特定使用成績調査				
大規模臨床試験	国・財団・製薬企業	製薬企業・研究者(医師)	倫理指針	ICH-GCP
臨床研究				
疫学研究	国・財団・製薬企業	製薬企業・医師	倫理指針	ヘルシンキ宣言

臨床研究推進ガイドライン(案)[*2]を編集
[*1] Good Post-marketing Study Practice(医薬品の製造販売後の調査及び試験の実施の基準)
[*2] http://www.j-sctr.org/wgroup/files/JSCTR_guideline_Ver05_111014.pdf

であり、その中でさまざまな交流を図るためには、規制を統一しておいた方が物事も円滑に進むといえる。そのため、被験者がリスクを背負う臨床研究や治験を、ICH-GCPという統一された規制を軸に、契約に基づいて実施しようとすることは理にかなっている。

しかも、この規制は一朝一夕に構築されたものではなく、戦争における悲惨な人体実験を教訓に、ニュルンベルク綱領、ヘルシンキ宣言をはじめ、多くの宣言や原則に基づいて策定されたものである。その重みをふまえれば、欧米では臨床研究と治験が、実施者である医師の責務の下で被験者の人権を尊重して行われることは当然であり、これが将来においても変わらず続いていくことは容易に想像できる。

統一された規制によって臨床研究や治験を実施するのであれば、臨床研究の試験成績を承認申請資料に利用できるとする考えには合理性がある。実際、外資系の製薬企業が臨床研究の試験成績を、参考資料として承認申請資料に含めることはあり得るといえる。

一方、日本の臨床研究は倫理指針という別の規定で行われており、規制当局によるGCP調査を申請することもできず、それにより信頼性が担保されないため、承認申請資料に利用できる根拠がない。欧米での臨床研究と日本での臨床研究は、名前は同じでも別の領域のものなのである（それにもかかわらず、日本語ではどちらも「臨床研究」となる）。

ところが、法令は「用語を定義することから始まる」と言われ、一つの用語に二つの異なる意味を与えることはありえない。行政において「審査」という同じ名詞を用いる限り、「臨床研究」にも同じ定義を与えなければならない。その結果、矛盾を回避するためには試験を個別に評価していくしかなく、これは大きな時間の浪費を生じてしまう。さらに不幸なのは、臨床研究の定義が自国と日本では違うことを海外本社に説明しなければならない外資系企業の開発担

当者であり、想像しただけでも気の毒になる。

　このように、日本の倫理指針をほんの少し掘り下げただけでも、多くの課題があることがわかるが、日本の研究者、規制当局、倫理審査委員とも、臨床研究の環境をICH-GCPに近づけようという意識が薄い。

　ヘルシンキ宣言の第36項には「すべての研究者、著者、スポンサー、編集者及び発行者は、研究結果の刊行と普及に倫理的責務を負っている。(中略)この宣言の原則に反する研究報告は、刊行のために受理されるべきではない」との記載があるが、これは「ヘルシンキ宣言を遵守しない研究は受理されない」ということを示唆している。日本の医学研究者がどんな理屈をつけようとも、ヘルシンキ宣言は医学における憲法であり、臨床研究をはじめ、すべての科学研究はヘルシンキ宣言を遵守し、結果の信頼性が担保されなければ受け入れられない(日本の臨床研究の場合、先述したように結果の信頼性を担保できる方法がない)。

　日本は、治験についてはGCP省令を整備し、欧米のICH-GCPに近づける努力を積み重ねてきた。しかし、臨床研究はこの流れから取り残され、現状において日本の臨床研究は、海外の研究者から相手にされなくなりつつある。しかし、この危機を察知したのか、規制当局は新倫理指針によって、臨床研究が抱える課題の解決に向けた一歩を踏み出し、新たな局面を迎えることとなった(新倫理指針における課題解決の方策については、第6章で述べる)。

第3章

競争原理の中に立つ製薬企業と、医療倫理に忍び寄る危機
～利潤追求の中でのルール作り～

3.1 ヘルシンキ宣言以後の変化

　臨床研究は倫理審査委員会とインフォームド・コンセントの2本の柱だけで整理することができた。しかし、治験には製薬企業の金銭が絡む経済活動を加える必要がある。製薬企業の経済活動を医薬品市場の拡大と捉え、その市場の拡大を領土の拡大に置き換えれば、それは20世紀初頭の覇権主義とぴったりと重なってくる。被験者の人権がないがしろにされたのは、かつての世界大戦だけではない。タスキギー梅毒研究をはじめとして、戦後も数々の人体実験が続いていた。このことを考えれば、同じことは経済戦争下でも起こる潜在性がある。戦勝国であり、数々の人体実験の事件が明るみとなったアメリカでは、1970年代以降、医療倫理の原則論の成熟がみられた。これは世界大戦後も被験者の人権に危機が迫っていた裏返しと考えることもできる。

　生産効率の向上と市場の拡大を図るために、世界大戦以降、経済

活動は国境を越え、さまざまな分野で規格の統一が行われた。こうした規格の統一は医薬品開発をとり巻く環境においても例外ではなく、製品の品質に関する国際的な規格の統一（Good Manufacturing Practice：GMP[1]）や、さらには製造工程に対する規格の統一が推し進められた。これらは無機物に対する規格の統一であるが、無機物の次に人が考えることは有機物の規格の統一であり、人間以外の生物を利用した開発や、その管理などに対する国際的な規格の統一（Good Laboratory Practice：GLP[2]）も推し進められた。この流れをみれば、製薬企業が「次は臨床試験（ヒト）に対する国際的な規格の統一が図られる」と考えたことは想像に難くない。そして、その準備のために組織されたのがICHである。ICHはGCPを含むあらゆる領域の規格の統一を図ることで医薬品市場の拡大を目指しており、現在までに、GMP、GLPをはじめ、数多くの規格の統一を進めるとともに、GCPにおいても、日・米・EUがほぼ同時にICH-GCP（米・EU）及びGCP省令（日本（いわゆる新GCP））を発出している（現在も可能な限りの規格の統一を目指して、定期的に会議が開かれている）。

　本章では、GCPよりも歴史が長いGMPとGLPの流れをふまえつつ、競争原理の中で組織作られていくICHの役割について考える。

---

1) 医薬品及び医薬部外品の製造管理及び品質管理の基準
2) 医薬品の安全性に関する非臨床試験の実施の基準

3.2 GMP：品質規格の統一

GMPは日本語で「適正製造規範」と訳される。GMPでは、安心で品質の良い医薬品、医療機器の供給を目的として、製造時の管理や、遵守すべき事項が定められている。広域かつ大量に使用される医薬品には、いまや品質の保証は不可欠であるが、こうした医薬品の品質を保証し、人々の生命と健康を守ることの一翼を担うGMPを世界に浸透させ、現在の確固たる位置に押し上げたのは、皮肉にも生命を軽く扱い、被験者の人権をないがしろにした軍の力であった。

第二次世界大戦後、ヨーロッパに駐留したアメリカ軍は、支給された配給物資の不良品や不当表示に悩まされた。医薬品も例外でなく、不良品や不当表示が横行した。そこで、不当表示（表示ミス）の防止と、不正の排除を目的とした品質規格の統一が図られたが、これがGMPの起源となっている。特に、多くの国が地続きに連なるヨーロッパでは、製品の品質規格の統一は、経済を復興させるうえでも好都合で、このため、製造や品質を保証した規格の制度は、戦後に編成されたNATO（北大西洋条約機構）軍を通じてヨーロッパ各国に浸透した他、アメリカにとっても、自国の商品を販売する機会が広がるという恩恵をもたらした。

さらに、この規格統一の拡大には、軍とは対極にあって世界の保健行政を司るWHO（世界保健機関）が大きな役割を果たしている。医薬品や食品等の品質規格の統一は、世界中の人々に信頼性のある物資を供給し、健康の増進に役立つからである。

戦後の復興が一段落つき始めた1960年代、WHOはアメリカの

品質規格をひな型としてGMPを策定した。そして、世界規模での保健行政の展開へとつなげるため、WHOは加盟国に対し、医薬品貿易においてGMPに基づく証明制度の採用と、その実施を勧告している(1969年)。日本もこれにあわせ、1974年に「医薬品の製造及び品質管理に関する基準」として、医薬品GMPの作成に着手し、1980年に当時の厚生省令として日本のGMPを発出した。当初、この日本版GMPは自主管理項目であったが、1993年の薬事法改正によって医薬品製造業許可の必須要件となり、さらに2004年の全面改定により製造販売の承認要件となって現在に至っている。

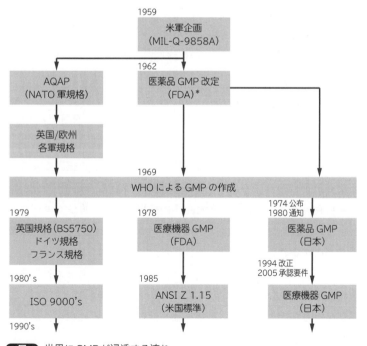

図　世界にGMPが浸透する流れ
＊アメリカ食品医薬品局

3.3 GLP：開発過程（実験及び試験）の信頼性に対する統一規格

できあがった物質の品質規格に一定の信頼性が得られると、人々の関心は、生物を利用した実験やその製造過程に向けられた。そのような時代であった1970年代、アメリカの製薬・化学業界において、こうした実験データの改ざん・誤認事件が相次いだ。また、生物は時間とともに変化するため、施設管理や経時的な記録などについては、GMPとは性質の異なる規格が必要となり、1979年6月、アメリカでGLPの起源となる「試験検査の精度確保確認のための標

表 GLP制定にまつわる歴史

年代	事項
1960年代	睡眠薬サリドマイド薬害事件
1964年	日本のOECDへの加盟
1976年	実質的に人工甘味料の上市がストップ
1979年	標準作業手順法（アメリカ）
1981年	OECDがGLP基準を作成
1982年	医薬品GLP基準の公布（翌年施行）
1997年	医薬品GLP基準の改定（省令化）
2003年	医療機器GLP基準の施行（2年後に省令化）
2008年	医薬品・医療機器GLP省令の改定 OECDによるGLP査察現地評価の実施（日本：PMDA*）

＊独立行政法人医薬品医療機器総合機構

準作業手順法」が制定された。

このとき、GMPが制定されてからすでに10年が経っており、動き出しは遅かったものの、浸透には経済協力開発機構（OECD）がイニシアチブを執った（経済を司る機関の場合、影響力がある）。そして、1981年にはGLP基準が策定され、さらにこれをひな型として開発段階での研究・非臨床安全性試験を規制するGLPが各国で策定されていった。GLPは消費者保護の観点から、データの品質と信頼性確保に広く適用され、その範囲は、公的な規制を受ける新規の医薬品、動物用医薬品、香料、食品添加物等の開発段階での非臨床安全性試験に及んでいる。また、GLPは試験実施施設における組織の運営方法（試験の計画、実施、記録、報告等）ならびに条件についても規定している。

医薬品開発における非臨床試験のうち、「安全性試験（一般毒性試験・生殖発生毒性試験・遺伝毒性試験・局所刺激性試験・がん原性試験等）」・「安全性薬理試験」についてはGLPに準拠することとされているが、「薬効薬理試験」・「薬物動態試験」についても、信頼性の基準（医薬品医療機器法施行規則第43条）に従うため、実質的にはGLPに準拠する形となっている。また、試験は、組織の運営方法ならびに条件を満たし、GLP適合の認証を受けた試験施設で実施されなければならない（有効性を確認する試験については、GLPに準拠しなくても実施可能である）。しかし、現在の大学などの研究機関においては、GLP適合の認証を受けている施設はほとんどなく、残念ながら医薬品開発につながる実験を実施できる環境にあるとはいえない。

3.4
ICHの設立、世界共通認識としての医薬品開発の規制、そしてGCPの施行

　製造過程及び品質に対する規格の統一、非臨床分野の試験及び施設に対する規格の統一が進めば、臨床試験に対する規格の統一に関心が及ぶことは自然の流れといえる。ところが、その後の経過をみると、当初、製薬企業はこの流れに及び腰であったような印象を受ける。というのも、臨床試験に対する規格の統一を行えば、多額の投資をして作り上げた貴重な人材が他の企業に流出する可能性を生み出し、これは企業秘密をも含めた製薬企業の無形の財産の流出にもつながるからである。一方、IT革命が後ろ盾となって、国境を越えて「人」、「モノ」そして「情報」が流動化する時代の波が押し寄せ、それは医薬品市場にも到達することは必然であった。波に乗らなければ国際競争力は弱体化する。そこで製薬企業は、臨床試験の統一規格への「ソフト・ランディング」を選択し、その方法の模索を始めた。

　時を同じくして、医薬品製造販売の許認可権者である各国の規制当局も、国際化による多国間での臨床試験の実施にともない、分厚くなる一方の審査資料の整合性をとるために、審査に長い時間を要するようになってきた。それでも答えの出ない問題が年を追うごとに多くなり、この状況に危機感を抱きつつ、なお医薬品市場の規制の主導権者たる方法を模索していた。

　このような状況を打開すべく、製薬企業と日・米・EUの規制当

局は、共同で一つの答えを生み出し、1990年4月にICHという組織を発足させた。

ICHの目的は「データの国際的な相互受け入れと、臨床試験や動物実験等の不必要なくり返しを防ぎ、承認審査を迅速化するとともに、新医薬品の研究開発を促進し、優れた医薬品をより早く患者の手元に届けること」とされており、次の2点に要約することができる。
- 国際的な薬物評価基準の策定
- 明確な証拠（Evidence Based Medicine：EBM）に基づく医療活動

ICHによって、医薬品開発は21世紀に向けた新たな環境整備へと進むこととなった。そして整備拡充のために、現在も日・米・EUの各医薬品規制当局と各地域の業界団体が集まり、運営委員会を年2回のペースで続けていることに加え、各国の規制を統一するべく公開シンポジウムを開催している。

ICHは発足以来、新医薬品の品質、有効性、安全性に関する評価の規格の統一を図り、すでに50を超えるガイドラインが合意（調和）されている。最近では、承認申請資料の形式や、製造販売後安全対策などにも対象が広げられ、ICHに参加していない地域との交流及び情報の共有化も進められている。

しかし、各国の規制当局と製薬企業が追い求めているものは決して同じではない。製薬企業の思惑は、開発過程での不必要な試験の重複を避け、膨れあがる開発コストを削減することと、国境を越えてより早く新しい医薬品を市場に売り込むことにある。また、各国の医薬品規制当局の思惑は、国際的な共同歩調をとることによって医薬品の承認審査の基準を合理化・標準化し、製薬企業に対して優越性を保ちつつ、規制における主導権を握ることにある。いわば製薬企業と規制当局は、同じ組織にいながらも異なる夢（同床異夢）をみているわけである。

ICH発足当時、日本は世界の医薬品市場のシェアの3割を占めていた。つまり、医薬品開発の能力を有する国内製薬企業においても、規制当局である行政においても、ICHへの参加は不可避であったといえる。しかし、将来の国際展開を見据えた日本において、臨床現場ではまだ医師と患者の信頼関係による臨床研究が行われていた。そんな状況下の1980年代後半、当時の厚生省は臨床試験のルールとして「医薬品の臨床試験の実施に関する基準」(いわゆる旧GCP：1989年)の作成に着手したが、策定された旧GCPの内容には不備が多く、法的拘束力もなかった(旧GCPは通知として発出された)。特に当時は、薬害エイズ問題に注目が集まっていた頃でもあり、規制当局の感覚が「甘い」ものであったこと(旧GCPでの規制が続く中、1993年にはソリブジン事件が発生している)は否定できないが、着手自体には価値があったといえる。その後、米・EUとの間で臨床試験の統一規定を目指すICH-GCPが合意され、日本もこれにあわせて現行のGCP省令を公布するに至った。

先述したように、日本の場合、ICH参加の際の環境整備において、やや急いだ側面がある。旧GCPから新GCP(GCP省令)までの経過を年代順に整理すると次のとおりとなる。

- 1989年：「医薬品の臨床試験の実施に関する基準」(旧GCP)発出
- 1990年：日・米・EU医薬品規制調和国際会議(ICH)の設立
- 1996年：ICH-GCPの最終合意
- 1997年：「医薬品の臨床試験の実施の基準に関する省令」(GCP省令(新GCP))制定
- 1998年：GCP省令施行

このように日本では、1997年にようやく臨床試験に対して法的拘束力をもつ「医薬品の臨床試験の実施の基準に関する省令」(GCP省令)の制定に至ったわけであるが、これはICH-GCPではなく、

日本独自のGCP（いわゆるJ-GCP）であり、治験以外の臨床研究は、この規制の枠外に置かれたままにされ、すべてをICH-GCPに組み込むことができなかったのである。

このため、日本の臨床研究は独自の路線をたどることとなる。また、2000年に無断遺伝子解析研究が社会問題化したことを契機とし、臨床研究に関する指針の策定は特殊な領域から着手され、まず、2001年に文部科学省・厚生労働省・経済産業省から「ヒトゲノム・遺伝子解析研究に関する倫理指針」が、続いて2002年に文部科学省・厚生労働省から「遺伝子治療臨床研究に関する指針」と、「疫学研究に関する倫理指針」が発出された。その後、2003年になってようやく倫理指針が厚生労働省より発出されたが、これは法的拘束力を持たない「指針」という形をとっていた。このことは、当時の日本が海外の潮流に乗り遅れてはならないと、GCP省令の対応に追われ、臨床研究については後追いで整備してきたことを物語っており、その姿勢が「臨床研究」と「治験」のダブルスタンダードとして現在も続いているのである。

このダブルスタンダードの状態は、ICHでの日本の立場を不利にする懸念がある。日本は、国民皆保険制度に支えられた有望な医薬品市場であり、欧米の製薬企業からみれば魅力が大きいといえる。しかし、欧米が臨床研究も治験もICH-GCPで実施する方針を打ち立てる中、日本の医薬品開発は治験だけの片肺飛行となり、明らかに欧米よりも条件が悪い。ICHが発足する前の1987年、内山充[3]氏がレギュラトリー・サイエンスの概念[4]を提唱し、医薬品も金融と同じように管理と制御が必要であることを説いている。今から見ると、この概念の提唱は環境整備が遅れる日本の立場に対する危機

---

3) 当時国立衛生試験所（現 国立医薬品食品衛生研究所）副所長
4) 「科学技術の進歩を真に人と社会に役立つ最も望ましい姿に調整（レギュレート）するための、予測、評価、判断の科学」とした。

感が生み出したものであったとも考えられ、ICH設立より早くからそれを見抜いていた内山氏の洞察力の鋭さには感嘆するばかりである。

第4章

GCP省令が定める臨床試験（治験）

4.1 承認申請資料の信頼性を担保するGCP省令

　現在、臨床試験（治験）を規制しているものはGCP省令である。医薬品医療機器法において治験は、「第14条第3項（同条第6項…以下略）の規定により提出すべき資料のうち臨床試験の試験成績に関する資料の収集を目的とする試験」（第2条第16項）と定義されている。また、GCP省令は治験を規制する法令であり、試験の資料には提出するだけの信頼性を担保すべきことが目的に含まれている。

　倫理指針では、道徳的、理念的な表現が採られ、規制も原則は自主規制であったが、GCP省令では、規定がより具体化され、客観性をもった表現に変わり、法的な拘束力を伴っている。一見しただけでも両者の規制の性質は大きく異なるにもかかわらず、医薬品開発の入り口である「臨床研究」と「治験」の違いを明確に説明できる者は少ない。

4.2 医薬品医療機器法とGCP省令

GCP省令は医薬品医療機器法の下に作成された省令であるため、GCP省令と医薬品医療機器法との関係を整理する。まず医薬品医療機器法の目的として、第1条に次のような文言がある(法律等の条文の読み方については第2章の2.1.2を参照)。

> 「医薬品・医薬部外品・化粧品・医療機器及び再生医療等製品に関する事項を規制し、それらの品質・有効性・安全性を確保することを目的とする」

このように医薬品医療機器法第1条では、医薬品の評価が一貫して「品質と有効性及び安全性を基準に行われる」ことが宣言されている。医薬品の添付文書を、この品質と有効性及び安全性という用語とともに紐解いていくと、見事にこれら三つの用語に関する情報が凝集されていることに気づかされる。つまり、添付文書は医薬品医療機器法に則って記載された製薬企業の開発努力の結晶なのである。

さらに第2条第16項では「治験」について定義がなされている。「治験」は、先述したように「承認申請にあたって提出すべき資料のうち、臨床試験成績に関する資料の収集を目的とする試験」である。裏を返せば「治験以外であれば、提出すべき資料として用いるものではない」とも読める。治験と臨床研究との明確な仕切りはここにある。

また、治験を規制している法令は、先述したGCP省令であり、その前文には次のような記載がある。

> 「薬事法(昭和35年法律第145号)第十四条第三項(同条第六項、同法第十九条の二第四項及び第二十三条において準用する場合を含む。)、第十四条の四第四項並びに第十四条の五第四項(これらの規定を同法第十九条の四及び第二十三条において準用する場合を含む。)、第八十条の二第一項、第四項及び第五項並びに第八十二条の規定に基づき、医薬品の臨床試験の実施の基準に関する省令を次のように定める。」

　この文言をふまえると、GCP省令が規制する事項は、薬事法(医薬品医療機器法)の下にあり、医薬品の承認申請においては薬事法(医薬品医療機器法)及びGCP省令に従わなければならないことを宣言しているわけである。

　ここで示された薬事法(医薬品医療機器法)の規定については、次のとおりとなっている。

- 第14条第3項
  製造販売承認に関する事項(申請資料の作成・収集)
- 第14条の4第4項、第14条の5第4項*
  再審査及び再評価に関する事項(申請資料の作成・収集)
- 第80条の2第1項、第4項、第5項
  治験の取扱いに関する事項(治験の依頼、実施、管理)
- 第82条
  経過措置に関する事項

＊医薬品医療機器法では第14条の6第4項

　つまり、GCP省令の冒頭にこの省令で定められた方法で資料を作成しなければ、医薬品の承認申請は受理できない旨が規定されている。

4.3 GCP省令総論

GCP省令の構成は**表1**のとおりである(最終改正:平成26年7月30日厚生労働省令第87号)。

各章の内容と由来については、次のように整理できる。

♣第1章

第1条(趣旨)には、「被験者の人権の保護、安全の保持及び福祉

表1 GCP省令の構成

第1章 総則(第1条-第3条)
§ 業務手順書等、治験実施計画書、治験の契約、被験者に対する補償措置等
第2章 治験の準備に関する基準(第4条-第15条の9) 　第1節 治験依頼者による治験の準備に関する基準(第4条-第15条) 　第2節 自ら治験を実施する者による治験の準備に関する基準(第15条の2-第15条の9)
§ 治験薬の管理・交付、監査、治験の中止等
第3章 治験の管理に関する基準(第16条-第26条の12) 　第1節 治験依頼者による治験の管理に関する基準(第16条-第26条) 　第2節 自ら治験を実施する者による治験の管理に関する基準(第26条の2-第26条の12)
§ 治験審査委員会、実施医療機関、治験責任医師、被験者の同意
第4章 治験を行う基準(第27条-第55条) 　第1節 治験審査委員会(第27条-第34条) 　第2節 実施医療機関(第35条-第41条) 　第3節 治験責任医師(第42条-第49条) 　第4節 被験者の同意(第50条-第55条)
第5章 再審査等の資料の基準(第56条)
第6章 治験の依頼等の基準(第57条-第59条)

の向上」という倫理面と、「治験の科学的な質及び成績の信頼性を確保」という科学面について記されており、この趣旨は倫理指針とも重なる。さらに、GCP省令各条の運用を示した通知「『医薬品の臨床試験の実施の基準に関する省令』のガイダンスについて」(平成24年12月28日薬食審査発1228第7号(以下、GCPガイダンスという))では、第1条について「治験として臨床試験が実施される場合には、ヘルシンキ宣言に基づく倫理的原則及びGCPを遵守して行わなければならない」としている。ヘルシンキ宣言には「被験者の人権の尊重」が謳われており、GCP省令もその精神を受けているわけである。また、「基本的人権の尊重」は、日本国憲法の中核に位置づけられているものなので、ひとたび被験者の人権に関わる問題が発覚すれば日本国憲法にまで遡る厳しい処罰の対象となり得ることを意味している。

♣第2章及び第3章

　第2章(第4条から第15条の9)には、治験依頼者(製薬企業)と自ら治験を実施する者(医師または歯科医師)による治験の「準備」について、また、第3章(第16条から第26条の12)には、その「管理」に関する事項が規定されている。この切り分けは、事業を始める際に必要な事前の「準備」申請と、事業開始から終了にあたって必要な「管理」報告と同様である。

　なお、第2章第2節(第15条の2から9)、第3章第2節(第26条の2から12)は、平成9年のGCP省令公布当初は規定されておらず、平成15年6月12日の一部改正(厚生労働省令第106号(改正GCP))により、自ら治験を実施する者による治験(いわゆる「医師主導治験」)の規定が加わったことによって追記されたものである(医師主導治験については後述することとし、本章では企業治験の基本構造について述べる)。

♣ 第4章

　第1節(第27条から第34条)には、倫理指針にも規定されている「倫理審査委員会」が「治験審査委員会」として定められているが、それだけではなく、治験事務局の常設など、責務についても重いものとなっている。同様に、第2節(第35条から第41条)、第3節(第42条から第49条)、第4節(第50条から第55条)においても、「臨床研究機関の長の責務等」(倫理指針)が「実施医療機関」、「研究責任者の責務等」(倫理指針)が「治験責任医師」、「インフォームド・コンセント」(倫理指針)が「被験者の同意」として規定されている。

　倫理指針とくらべてみると、倫理審査委員会及びインフォームド・コンセント等は、その理念が記載されているのみであるが、GCP省令では規定される内容も具体的であり、特に、記録の信頼性の担保に重点が置かれている。

♣ 第5章

　第5章(第56条)は、再審査等の資料の基準に関する規定であるが、承認審査から再審査までの調査については、GCPと同時に省令化された「医薬品の市販後調査の基準に関する省令」(平成9年3月10日厚生省令第10号(GPMSP：Good Post-marketing Surveillance Practice))[1]によって規定されており、ここではそのつ

---

1) その後、GPMSP省令は、「医薬品の製造販売後の調査及び試験の実施の基準に関する省令(平成16年12月20日厚生労働省令第171号(GPSP))と、「医薬品、医薬部外品、化粧品及び医療機器の製造販売後安全管理の基準に関する省令」(平成16年9月22日厚生労働省令第135号(GVP：Good Vigilance Practice))の二つに分離改定され、これらをふまえ、GCP省令についても厚生労働省令第172号(平成16年12月21日)にて一部改正が行われた。
GCP省令改正の要点については、「資料の見方・今までのGCP改正点など」(日本QA研究会(JSQA))[2]を参照。また、日本製薬工業協会(製薬協)が、治験の準備に対するチェックリストを公表[3]している。

2) www.jsqa.com/download/doc/120806_mikata.doc

3) http://www.jpma.or.jp/information/evaluation/allotment/check/0405.html

ながりについて示されている。

4.4 旧GCPと新GCP(GCP省令)の違い

旧GCPである「医薬品の臨床試験の実施に関する基準」(平成元年10月2日薬発第874号)については、条項は25条と短く、内容も理念的であることに加え、なによりも局長通知として発出されたために強い法的拘束力をもっていなかった。そこでGCP省令では次の点をふまえた形で大幅な改定が図られた(**表2**)。特に、治験総括医師制度という権力集中的なシステムの廃止をはじめ、個々の役割の明確化と具体化、文書の明文化に重点が置かれている。

このGCP省令による体制を、医師と患者の関係を軸とした模式図にすると、**図1**のようになる。

図1からもわかるように、基本構成は倫理指針と変わらないが、異

表2 GCP省令における主な改定点

①被験者となるべき者に対する治験に関する文書による説明と同意の取得
②治験総括医師制度の廃止
③治験依頼者の責任範囲の拡大と強化
 ・業務手順書、治験実施計画書、治験薬概要書等の作成義務
 ・モニタリング・監査等の治験管理の実施
 ・治験総括報告書の作成
④治験審査委員会の機能の充実
 ・外部委員、非専門家委員の参加の義務付け
 ・審査機能、責務の明確化
⑤治験責任医師の責任と業務の明確化
⑥医療機関における治験事務局の強化

なる点は、「製薬企業」と「制度」を大きく包括する「国家」という組織が登場（国家による規制）したこと、CRO（Clinical Research Organization：開発業務受託機関）やSMO（Site Management Organization：治験施設支援機関）といった「外部受託機関」の存在が認められたこと、信頼性を担保するための「モニタリング」と「監査」の概念が加わったことがある。

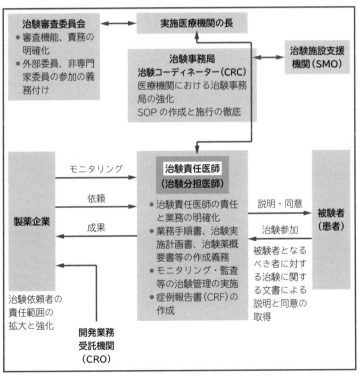

図1 GCP省令による治験実施体制

4.5 GCP省令各論（倫理指針との比較）

4.5.1 治験の準備に関する基準（第4条-第15条の9）

GCP省令の第2章「治験の準備に関する基準」の項目と、それに対応する倫理指針の項目を**表3**にまとめた。

表3 GCP省令と倫理指針との比較（第4条-第15条の9）

項目	GCP省令	倫理指針
手順書	第4条、第15条の2「業務手順書等」	「第2 研究者等の責務等」の3の(3)
	治験依頼者が作成。	臨床研究機関の長が作成。
試験の安全性の確認	第5条、第15条の3「毒性試験等の実施」	「第2 研究者等の責務等」の1の(2)、2の(2)、3の(6)
	被験薬の品質、毒性及び薬理作用に関する試験を終了していること。	危険の予測や安全性の確保に必要な情報を把握しておくこと。
責任者の選定	第6条「医療機関等の選定」	該当なし。
	治験依頼者が治験責任医師を選定。	研究責任者が臨床研究機関の長に申請。
計画書	第7条、第15条の4「治験実施計画書」	「第2 研究者等の責務等」の2の(1)
	治験依頼者が治験実施計画書を作成（各項参照）。治験責任医師の同意が必要。	研究責任者が作成。

第4章 GCP省令が定める臨床試験(治験) 75

項目	GCP省令	倫理指針
治験薬概要書	第8条、第15条の5「治験薬概要書」	該当なし。
	治験依頼者が作成。	臨床研究計画書内に記載。
説明文書	●第9条「説明文書の作成の依頼」 ●第15条の6「説明文書の作成」	「第2 研究者等の責務等」の2の(1)のヘ、「第4 インフォームド・コンセント」の1及び2
	●治験依頼者が依頼し、治験責任医師が作成(第9条の企業治験の場合)。 ●自ら治験を実施する者が作成(第15条の6の医師主導治験の場合)。	研究者を対象に、説明する項目が列記されている。
準備書類の提出	●第10条「実施医療機関の長への文書の事前提出」 ●第15条の7「実施医療機関の長への文書の事前提出等」	「第2 研究者等の責務等」の2の(3)
	実施医療機関の長に提出。	臨床研究機関の長に申請。
治験薬交付	第11条「治験薬の事前交付の禁止」	該当なし。
	治験契約締結前の交付禁止。	
委託業務	第12条、第15条の8「業務の委託」	該当なし。
	文書により締結。	
契約	第13条「治験の契約」	該当なし。
	治験依頼者と実施医療機関が文書により締結。	
健康被害の補償	第14条、第15条の9「被験者に対する補償措置」	「第2 研究者等の責務等」の1の(4)、2の(1)、3の(2)、「第4 インフォームド・コンセント」の〈細則〉のヨ、タ、1の(1)及び(3)
	被験者への健康被害の補償のための保険その他の必要な措置(共通)。	
国内管理人	第15条「治験国内管理人」	該当なし。
	海外からの治験では、治験国内管理人を設置する。	

※第15条の2から9については、医師主導治験に関する規定

治験は、治験依頼者と医療機関による契約に基づく事業である。当然ながら事業契約では、すべての書類の一言一句が慎重に検討される。したがって、「治験実施計画書」、「治験薬概要書」、「被験者への説明文書」は、治験において法律に相当するような重要な書類であり、細心の注意を払うべきものである。

　治験の経験が豊富な製薬企業（治験依頼者）では、十分な検討を重ねたそれぞれの書類のひな形を準備している（もちろん、それらは製薬企業にとって貴重な知的財産であるため、外部に提供されることはない）。また、治験を実施する側も、企業治験の実施が多い医療機関では、契約時の見落としや誤りを防ぎ、治験を滞りなく完了できるよう、治験推進室といった部署を設置して経験を重ねている他、治験を円滑に進めるため、各業務についての手順書のひな形も備えている。

　つまり、治験責任医師は、必然的にこれらを受け止めるだけの慎重さと大胆さが求められる。また、治験は社会的にも厳格な取り決めをもつ事業であり、製薬企業と実施医療機関、そして治験責任医師のそれぞれが信頼関係を構築したうえで契約を交わす事業でもある。

　企業治験が契約に基づく事業であることを考えれば、その現場責任者である治験責任医師を選定（第6条）することは当然である（後述するが、医師主導治験では「自ら」が「自ら」に責任を委託する事業となる）。委託事業であるため、治験実施計画書（第7条）及び治験薬概要書（第8条）は治験依頼者たる製薬企業が作成するが、同意説明文書（第9条）については、医療現場を知る治験責任医師が作成する。ただし、実際には製薬企業がひな形となる同意説明文書を作成し、治験責任医師が実施医療機関の環境に合わせて修正する場合が多い。

　治験の契約については、製薬企業と実施医療機関の長との間で交わされる。契約が交わされると、実施医療機関の長である病院長が

契約内容に関する一切の責任を負うこととなる。また、原則として、製薬企業は治験の現場に対して口を挟むことはできない。一方、臨床研究は契約事業ではなく研究活動であるため、医薬品の管理も含め、すべての内容は臨床研究実施計画書に記載され、その責任は研究責任者（研究代表者）が負うこととなる。

なお、被験者に対する補償措置（第14条）だけは、GCP省令及び倫理指針の両者で共通した内容となっている。

4.5.2 治験の管理に関する基準（第16条-第26条の12）

GCP省令の第3章「治験の管理に関する基準」の項目と、それに対応する倫理指針の項目は**表4**のとおりである。

治験の管理においては、すべての記録に対する信頼性の担保が規定されている。治験責任医師は、治験薬の管理（第16条）と交付（第17条）、外部への業務委託（第18条）、治験の継続の適否（第19条）、安全性情報の報告（第20条）に対して、第三者が見ても信頼できる記録を作成しなければならない。また、その第三者が行うモニタリングとその責務（第21条、第22条）及び監査（第23条）についてもここに規定されている。なお、虚偽報告ができないよう、モニタリング、監査については、実施手順書を作成することが定められている。

臨床研究におけるモニタリングと監査については、臨床研究機関の長がモニタリングを、倫理審査委員会が監査を行っているとみなすことができる。また、外部監査は国（厚生労働省）がその役割を果たしていることになる。研究責任者は、臨床研究機関の長に研究の結果を報告し、臨床研究機関の長は、国にそれを報告しなければならない。しかし、治験とは異なり、自主管理が前提となっている

表4 GCP省令と倫理指針との比較（第16条-第26条の12）

項目	GCP省令	倫理指針
治験薬の管理	第16条、第26条の2「治験薬の管理」	該当なし。
	管理の事項が細かく規定されている。	臨床研究計画書内に記載。
治験薬の交付	●第17条「治験薬の交付」 ●第26条の3「治験薬の品質の確保」	該当なし。
	●治験依頼者が治験薬を交付（第17条の企業治験の場合）。 ●治験薬の品質が確保された形での治験の実施（第26条の3の医師主導治験の場合）。	研究責任者が準備。
業務の委嘱	第18条、第26条の4「多施設共同治験」	該当なし。
	調整業務を委嘱する場合、業務の範囲、手順等の必要事項を文書で作成。	
治験の継続の適否と計画の変更	第19条、第26条の5「効果安全性評価委員会の設置」	「第2　研究者等の責務等」の3の(6)
	効果安全性評価委員会（独立データモニタリング委員会）の設置。	臨床研究機関の長による倫理審査委員会への付議。
副作用情報	第20条、第26条の6「副作用情報等」	「第2　研究者等の責務等」の2の(2)、(8)～(10)：研究責任者 「第2　研究者等の責務等」の3の(3)、(8)、(9)：臨床研究機関の長
	治験責任医師及び実施医療機関の長に通知。	
モニタリングの実施	第21条、第26条の7「モニタリングの実施」	「第2　研究者等の責務等」の3の(10)、(11)、「第3　倫理審査委員会」の(7)
	モニタリングの実施義務。	臨床研究機関の長を内部モニターとみなせる。
モニターの責務	第22条、第26条の8「モニターの責務」	該当なし。
	治験責任医師への報告と、治験依頼者への報告書の提出（手順書に従う）。	倫理審査委員会が監査を兼ねているともいえる。

項目	GCP省令	倫理指針
監査	第23条、第26条の9「監査」	「第2 研究者等の責務等」の3の(10)、(11)
	監査の独立性と監査証明書の作成（手順書に従う）。	国（厚生労働省）が外部モニターの役割をしていると考えられる。
治験の中止	第24条、第26条の10「治験の中止等」	該当なし。
	実施医療機関が治験実施計画書または治験の契約に違反した場合の中止義務。	
報告書	第25条、第26条の11「総括報告書」	「第2 研究者等の責務等」の2の(9)、3の(13)
	総括報告書の作成。	臨床研究機関の長が公表を促す。
記録の保管	第26条、第26条の12「記録の保存等」	該当なし。
	治験関連記録の保存期間（3年間）。	

※第26条の2から12については、医師主導治験に関する規定

ため、具体的な手順は細かく規定されていない。

　治験が事業契約であることは先述したが、治験終了時にも契約についての手続きが必要であり、治験の中止（第24条）、治験終了時の総括報告書（第25条）、記録の保存（第26条）といった項目が規定されている。しかし、臨床研究では成果の報告は臨床研究機関の長に対して提出され、臨床研究機関の長から研究成果の公表は促されるものの、総括報告書の作成、研究記録の保存期間といった事項は規定されておらず、治験、臨床研究それぞれの活動終了後の取扱いにもこのような違いがある。

4.5.3 治験を行う基準～治験審査委員会（第27条-第34条）

　GCP省令での名称は治験審査委員会、倫理指針での名称は倫理審査委員会となっているが、これらを明確に区別できる人は少ないと思われる。しかも、多くの実施医療機関では治験審査委員会が倫理審査委員会を兼務しているため、委員でさえも明確に区別できていない。本来、治験審査委員会では契約と治験の信頼性が重視され、倫理審査委員会では医療倫理が重視されるのであるが、この違いを理解することは、被験者の人権を考えるうえでも重要である。

　GCP省令の第4章「治験を行う基準」には、医療において守るべき基本姿勢が定められており、医療倫理に重点が置かれている点は倫理指針と共通であるといえる。GCP省令及び倫理指針の両者とも、ヘルシンキ宣言や、これを受けたさまざまな宣言、そして医療における原則論の影響を受けているわけであるが、治験では治験審査委員会に対してもモニターや監査が実施され、客観的な記録を残すスタンスが貫かれている一方、臨床研究では倫理審査委員会に対する監査はないという点が異なっている。

　表5による比較を見ると、まず、設置条件（第27条）に違いがあることがわかる。具体的には、治験審査委員会では常設の事務局を設置し、すべての治験を管理する体制でなければならず、その運用においても細かい要件が定められ、議事録も倫理審査委員会より詳細な内容の開示が求められている。また、治験は契約であり、当然ながら治験の継続についての審査（第31条）も必要となる。なお、治験審査委員会の審査（第30条）における契約は、実施医療機関の長と対等な立場によって行うものとされており、そのため、実施医療機関の長に構成委員を教育する義務はなく、委員個々人の審査能力と努力が尊重されている。

表5 GCP省令と倫理指針との比較(第27条-第34条)

項目	GCP省令	倫理指針
設置	第27条「治験審査委員会の設置」	「第2 研究者等の責務等」の3の(4)、(5)、(8)、「第3 倫理審査委員会」の(1)
	●実施医療機関の長が設置(常設)。 ●治験実施において治験審査委員会の調査審議は必須。	●臨床研究機関の長が必要に応じて設置。 ●臨床研究の実施において必須(臨床研究機関の長が倫理審査委員会に審査を依頼)。
構成	第28条「治験審査委員会の構成等」	「第3 倫理審査委員会」の(2)、(3)、(5)の〈細則〉1、2
	●倫理的観点及び科学的観点から審査し、文書で意見を述べる(共通)。 ●委員会の手順書、委員名簿並びに会議の記録及びその概要を作成する(共通)。 ●自然科学の有識者、人文・社会科学の有識者などの外部委員の構成の趣旨(類似)。	
	●委員長の選任方法、会議の成立要件、会議の運営に関する事項、事務局の設置などを細かく規定。 ●審議及び採決に参加した委員名簿及び議事要旨を公表。	記録の概要を公表。
会議	第29条「治験審査委員会の会議」	「第3 倫理審査委員会」の(5)の〈細則〉3、4
	施設の長を含め、試験の実施に影響を与えるものは審議・決議に参加できない(共通)。 ※ただし、説明のための参加は可能。	
審査	第30条「治験審査委員会の審査」	「第3 倫理審査委員会」の(8)
	実施医療機関の長と治験審査委員会との契約による実施。	●契約という考え方はない。 ●臨床研究機関の長は、委員に対する教育・研修の義務を負う。
継続審査	第31条「継続審査等」	「第2 研究者等の責務等」の3の(6)
	治験期間が1年を超える場合、あるいは被験者の同意の意思に影響を与える情報を得た場合、治験の継続について審査。	●継続審査の考え方はない。 ●研究責任者が研究の継続を臨床研究機関の長に提出、臨床研究機関の長が倫理審査委員会に付議。

項目	GCP省令	倫理指針
責務	第32条「治験審査委員会の責務」 ●必要書類、被験者募集の手順、治験責任医師等の資格など、治験審査委員会が必要と認める事項を審査。 ●GCP適合性調査（書面、実地）。	「第3　倫理審査委員会」の(4) ●倫理審査委員会に「責務」の記載はない。 ●倫理審査委員会の開催状況、その他必要な事項を毎年1回厚生労働大臣等に報告。
意見	第33条「治験審査委員会の意見」 治験審査委員会の意見は聴かなければならない。	「第2　研究者等の責務等」の3の(7)、「第3　倫理審査委員会」の(1) 倫理審査委員会の意見は聴かなければならない。
記録の保存	第34条「記録の保存」 治験の中止もしくは終了後3年間。	「第3　倫理審査委員会」の(7) ●厚生労働大臣等が実施する調査に協力。 ●保存期間は臨床研究計画書で定める。
その他	迅速審査に関する規定はないが、軽微な変更に関しては、手順書にあらかじめ明記。 迅速審査が適用されない事例 ●治験を行うことの適否。 ●説明文書の改定。 ●安全性情報報告（治験依頼者からの報告、あるいは実施医療機関で発現した重篤な有害事象）による治験継続の適否。	「第3　倫理審査委員会」の(9)に迅速審査に関する規定あり。 委員長判断で迅速審査を行う者を指名。 迅速審査が適用される事例 ●研究計画の軽微な変更。 ●共同研究であって、すでに主たる研究機関において、倫理審査委員会の承認を受けた臨床研究計画を他の共同臨床研究機関が実施しようとする場合の審査。 ●被験者に対して診療以上の負荷をかけない臨床研究計画の審査。

　倫理審査委員会は常設ではなく、臨床研究機関の長が必要に応じて設置するものと位置づけられている。研究開始及び継続の審査は、治験責任医師が臨床研究機関の長に要請し、臨床研究機関の長の招集によって行われる。各審査記録の保存期間は定められていな

いが、常設でない代わりに、迅速審査についての規定がある。なお、倫理審査委員会の委員は契約ではなく、臨床研究機関の長からの委託によるため、臨床研究機関の長は、各委員に対する教育・研修の責務を負っている。

4.5.4 治験を行う基準〜実施医療機関（第35条-第41条）

実施医療機関に対して求められる内容の方向性は変わらないが、実施医療機関の要件（第35条）、実施医療機関の長の責務（第36条）、治験の中止（第40条）については、倫理指針よりも細かく規定されている。ただし、守秘義務に関する規定は、倫理指針の方が詳細であるといえる。なお、モニタリング及び監査並びに治験審査委員会または規制当局による調査への協力（第37条）、治験事務局担当者の選任（第38条）、治験薬の管理（第39条）、業務の委託（第39条の2）、記録の保存（第41条）は、透明性の高い環境を維持するためのものであり、治験についてのみ規定されている（**表6**）。

実施医療機関には、治験だけでなく現在の医療に対処する義務もある。医療崩壊が叫ばれて久しい現状において、治験業務との折り合いをつけるためには、それぞれの担当者が無理をしながらその責務を果たしていることは否めない。実施医療機関に対して要求されている内容は、医療現場の現実をふまえて理解していくことが必要である。

表6 GCP省令と倫理指針との比較（第35条-第41条）

項目	GCP省令	倫理指針
要件	第35条「実施医療機関の要件」	「第2 研究者等の責務等」の3の(12)
実施医療機関の長の責務	第36条「実施医療機関の長」 実施医療機関の長は次のことをしなければならない ● 治験業務の手順書の作成。 ● 治験実施計画書、契約書、手順書に従って円滑に治験が運営されることの管理。 ● 被験者の秘密の保全。	「第2 研究者等の責務等」の3の(3)、4の(2)：手順書の作成 「第2 研究者等の責務等」の3の(3)：臨床研究の適正な実施の確保 「第2 研究者等の責務等」の1の(7)、3の(4)の③、4の(1)、「第3 倫理審査委員会」の(6)：個人情報の保護
協力	第37条「モニタリング等への協力」 モニタリング及び監査並びに治験審査委員会等への協力。	該当なし。
治験事務局	第38条「治験事務局」 治験事務局担当者の選任。	該当なし。
治験薬の管理	第39条「治験薬の管理」 実施医療機関の長が治験薬管理者に交付。	該当なし。
業務の委託	第39条の2「業務の委託等」 業務委託契約。	該当なし。
治験の中止	第40条「治験の中止等」	「第2 研究者等の責務等」の3の(6)、(7)、(8)
記録の保存	第41条「記録の保存」	該当なし。

4.5.5 治験を行う基準～治験責任医師（第42条-第49条）

　治験における治験責任医師は、臨床研究における研究責任者に相当する。ただし、治験責任医師は事業契約による責任の一端を背負っているため、GCP省令では、まず治験責任医師になるための

表7 GCP省令と倫理指針との比較（第42条-第49条）

項目	GCP省令	倫理指針
要件	第42条「治験責任医師の要件」	「第2 研究者等の責務等」の1の(6)、2の(6)
治験分担医師、治験協力者	第43条「治験分担医師等」 分担業務の一覧の作成及び情報の提供。	「第2 研究者等の責務等」の2の(4)
被験者選定	第44条「被験者となるべき者の選定」 被験者選定の規定。	「第2 研究者等の責務等」の1の(3)、2の(1)〈細則〉のイ
被験者への責務	第45条「被験者に対する責務」 被験者への責務に関する規定。	「第2 研究者等の責務等」の1の(1)
逸脱	第46条「治験実施計画書からの逸脱」 治験実施計画書からの逸脱に対する管理。	該当なし。
症例報告書	第47条「症例報告書等」 症例報告書等の作成と署名。	該当なし。
副作用等報告	第48条「治験中の副作用等報告」 治験中の副作用等報告に関する規定。	「第2 研究者等の責務等」の2の(7)、(8)
治験の中止	第49条「治験の中止等」 治験の中止に関する規定。	「第2 研究者等の責務等」の2の(2)、(11)

要件（第42条）が定められており、そのうえで各業務の分担及び必要な情報の提供（第43条）、被験者の選定（第44条）、被験者に対する責任（第45条）が課される形となる。

また、症例報告書（CRF：Case Report Form）の作成及び署名（第47条）、副作用等報告（第48条）などについても責任を負うが、最も大きな点として、治験実施計画書からの逸脱に対する管理（第46

条)がある。臨床研究における研究責任者にも同様の内容が定められているものの、具体的な事項については明記されていない(**表7**)。

治験実施計画書は、治験において法律のようなものである。つまり、治験実施計画書からの逸脱は法律違反と同義であるので、些細なことであっても「逸脱」にあたる場合は、すべて「逸脱」として記録する必要がある。しかし、重要なことは逸脱が起きた事実よりもその記録の信頼性の担保であり、どんな逸脱が発生した場合でも、ありのままを記録することである。

逸脱については、次の事項に留意しなければならない。

- 被験者の安全の確保(治験の中止や追跡調査等、必要な措置を講じる)。
- 他の症例において、同様の逸脱がなかったかの確認。
- 逸脱の原因を調査し、当該治験及び今後の治験実施にあたって再発防止を図る。

逸脱にもさまざまな種類があるが、重要視すべきことは逸脱への対処の姿勢といえる。被験者の安全確保を第一とすることを怠らず、再発への対処が適切に行われ、逸脱が将来にわたり被験者の生命を脅かす事態でなければ、必ずしも治験が無効になるものではないと考える。

4.5.6 治験を行う基準〜被験者の同意(第50条-第55条)

被験者の安全を確保し、人権を尊重することは、治験も臨床研究も同じである。しかし、記録に関する手続きについては両者にかなりの違いがある。治験では、第三者から見ても客観性をもつ記録を残すことが求められているが、臨床研究では自主規制に任され、記録の客観性までは求められていない(**表8**)。

表8 GCPと倫理指針との比較（第50条-第55条）

項目	GCP省令	倫理指針
インフォームド・コンセント	第50条「文書による説明と同意の取得」	「第4 インフォームド・コンセント」の2
	●代諾者についても規定。 ●詳細は治験実施計画書で定める。	趣旨は同じ。
説明文書	第51条「説明文書」	「第4 インフォームド・コンセント」の1の(1)、(2)
	●説明文書に関する規定。 ●治験は介入研究。	●観察研究においても規定。 ●趣旨は同じ。
署名	第52条「同意文書等への署名等」	「第4 インフォームド・コンセント」の1の(4)
	●効力について明確に規定＊。 ●被験者の人権の根幹に関わる。	明確な署名に対する規定はない。
交付	第53条「同意文書の交付」	複写に対する規定はない。
	複写の保管による改ざんの防止。	
治験参加への確認	第54条「被験者の意思に影響を与える情報が得られた場合」	趣旨は同じ。
	継続して治験に参加するかどうかの確認。	
救命的治療	第55条「緊急状況下における救命的治療」	該当なし。
	治験独自の規定。	

＊「同意文書に、説明を行った治験責任医師等及び被験者となるべき者が日付を記載して、これに記名押印し、又は署名しなければ、効力を生じない」（GCP省令第52条第1項）

　治験では、被験者への説明と同意は「記名押印し、又は署名しなければ、効力を生じない」（第52条）と厳格に規定されている。第三者が見ても信頼性が担保できるように複写をとるなどの細かい手続きも定められている。

　被験者への説明と同意は、治験及び臨床研究の根幹である。欧米

の歴史からみれば、被験者の同意に対する厳格な考え方は、過去の過ちに対する自戒を含む強い決意でもある。彼らは、その決意をふまえたうえで署名を行うが、日本では、医師と患者との信頼関係から、良かれと思った医療行為（介入）を是とする風潮があった。被験者本人の日付欄の未記載、説明に加わった者の署名の漏れ、説明文書を改定した時の再説明の記録と同意など、あまり気に留めてこなかったことは否定できない。たしかに、細かい記載への指摘は、日常業務の忙しさの中では大きな負担であり、少しでも気を緩めれば隙も生じかねない。しかし、治験の中では、欧米の歴史的な重みに敬意を払い、その意味を理解したうえで被験者の同意を取り扱うことが重要である。

　一方、臨床研究は、研究責任者によって進められ、被験者の同意に関わる事項、データの記録、保管方法を含め、ほぼすべてが研究責任者の責任の下、臨床研究機関の長の許可によって行われるが、臨床研究のうち、医療倫理に関わることだけは臨床研究機関の長が設置する倫理審査委員会で審査され、その責任は臨床研究機関の長が負う形となっている。つまり、施設内部での規定と考えれば、倫理指針が自主規制であっても不自然ではないわけである。

　医師主導治験は、臨床研究の延長といった感覚がある。しかし、治験に対して、臨床研究の感覚をそのまま持ち込むと、被験者の同意手続きが煩わしくなり、被験者をないがしろにすることにつながる。やはり、治験と臨床研究は、はっきりと区別しておかなければならない。

4.6 信頼性を担保するモニタリングと監査

GCP省令では、第三者からも記録の信頼性が得られるように、モニタリングと監査という項目が設けられている。さらに、承認申請時にはPMDA（独立行政法人医薬品医療機器総合機構）による外部監査（GCP基準適合性調査）も行われる。医療現場では馴染みの

表9 信頼性を担保する体制

❖ **内部による信頼性を担保する体制**
①治験実施計画書（第7条、第15条の4）
- 治験実施計画書（プロトコール）において、自らの管理規定として作成する。治験実施計画書に従って治験が実施されていることを管理及び監視する体制を構築する。

②モニタリング（品質管理業務（第21条、第26条の7））
- 被験者の人権の保護、安全の保持及び福祉の向上が図られていること、治験が最新の治験実施計画書及びGCP省令の基準に則って実施されていること、治験責任医師または治験分担医師が作成した治験データ等が、正確かつ完全で原資料等の治験関連記録に照らして検証できることを確認する。
- 誤りが見つかった場合は、業務手順書に則り、訂正記録を残して訂正する。

③監査（品質保証業務（第23条、第26条の9））
- 治験の品質を保証するため、治験がGCP省令、治験実施計画書及び業務手順書に則り実施されていることを、品質管理業務とは独立・分離して評価する。
- 誤りが見つかった場合は、監査手順書に則り、改善勧告書を実施医療機関の長に提出する。実施医療機関の長が改善勧告書に対処すれば、対処後の治験の品質を保証する。なお、一連の指示はすべて記録として残す。

❖ **外部による信頼性を担保する体制**
医薬品等の製造販売の承認（医薬品医療機器法第14条第3項）、申請資料の信頼性の基準（医薬品医療機器法施行規則第43条）
- 第三者機関による外部調査（基準適合性調査、以下、GCP調査という）は、厚生労働省の委託を受けたPMDAが実施し、信頼性を評価する。
- GCP調査には、適合性書面調査とGCP実地調査の2種類がある（適合性書面調査は品質試験や非臨床試験も含まれる）。調査では資料の正確性と完全性、網羅性、保存性について確認を行う。また、GCP実地調査は実施医療機関だけではなく、治験依頼者である製薬企業に対しても実施される。

ない言葉だが、治験においてはこれらの用語を明確に整理しておかなければならない。

モニタリング及び監査は、治験契約に基づき、治験開始前に治験ごとにあらかじめ作成された業務手順書(モニタリング手順書及び監査手順書)によって行われるため、治験計画が変更されれば、当該契約も影響を受けることとなる。また、GCP省令では、モニタリングあるいは監査において確認された指摘事項等を、報告書(モニタリング報告書及び監査報告書)として治験依頼者に提出する旨が規定されている(信頼性を失墜させる口頭での修正や、馴れ合いが起こることがないように、二重三重の管理体制を敷いているといえる)。

GCP調査におけるGCP実地調査は、承認審査中に実施される。申請後であるため、記録の訂正はありえない。また、違反のすべては医薬品医療機器法の処罰の対象になる。調査は、PMDA信頼性保証部から実施医療機関に数名が出向き、治験責任医師及び実施医療機関の長の立会いの下、1日以上かけて念入りに行われる。なお、製薬企業にも調査が及ぶ場合がある。

当然ながら、治験におけるこうしたGCP調査の実施は、製薬企業及び実施医療機関とも、臨床研究よりもはるかに厳しい管理体制で臨む必要に迫られる。治験では数億円の資金が投資され、製薬企業から実施医療機関が受け取る委託料も数千万円単位になる。仮にGCP実地調査で指摘を受け、当該治験が申請資料にそぐわないと判断されれば、これまで実施してきたあらゆる試験資料が無効になってしまう。また、治験デザインは開発コストぎりぎりで計画されている場合が多く、一つの治験、そのうちの一症例が無効と判断されただけでも審査に大きな影響を及ぼすことがある。したがって、GCP実地調査における治験責任医師及び実施医療機関の長の重圧は相当なものである。

4.7 日本と欧米における治験と臨床研究の違いが生み出す矛盾

　日本の治験と臨床研究では、信頼性の担保において大きな違いがあることを述べた。一方、欧米では同じ規定であるICH-GCPによって運用されており、基本的に信頼性の担保において違いはないこととなっている。この日本と欧米における「治験」と「臨床研究」の取扱いの乖離は、二つの問題点を生み出している。

　一つは、日本の臨床研究を行う研究者のほとんどにGCPの概念が浸透していない点である。GCPに準拠するとは、GCP調査に対して記録の信頼性が担保されていることを意味する。しかし、GCPの概念が浸透していない現状で、GCP調査に応えられる臨床研究はほとんどないと言ってよい。先頃、高血圧薬や白血病薬について、外資系製薬企業の臨床研究試験成績の不正が報道されたが、これは臨床研究では記録の厳格性を問われることがなく、製薬企業の資料として使用されるとしても、記録の信頼性を指摘する者がいないことを逆手にとったような事件であった。たしかに、日本の医薬品開発の環境整備は性急に行われたものであり、国際的に未成熟である面も少なくない。もし、この事件が医師と患者の信頼関係に基づく日本の医療文化の隙を故意についたとすれば許し難いことであるが、根本的な原因は、臨床研究におけるGCPの概念の希薄さと、「治験」及び「臨床研究」に対する理解と区別ができていないことにある。おそらく、日本が「治験」も「臨床研究」もICH-GCPという同じ基準に則っている国であったならば、こうした事態は起きてい

ないと考える。

　もう一つは、「治験」と「臨床研究」が別々に規定され、加えて臨床研究には記録の信頼性を担保する客観的な規定がないことが、海外からみて理解し難い点である。特に、外資系製薬企業が海外の臨床研究を取り扱う場合、ICG-GCPに準拠した臨床研究であれば申請資料に含めても規制当局に受理されることは想像に難くない。当然、彼らがこの感覚で日本での承認申請においても、ICH-GCPに準拠した臨床研究データを申請資料に含めることは考えられる。しかし、日本の規制当局は、ICH-GCPに準拠した臨床研究が申請資料に含められたとしても、日本の規制に則れば、薬事申請を前提としていない臨床研究を承認申請資料に用いることは認められないという矛盾を背負う。開発担当者がPMDAに上手く説明できなければ、門前払いとなる可能性もある。また、残念ながら申請資料を受け取るPMDAも、実際に治験を経験した者は少なく、「治験」と「臨床研究」の違いを実感できていないので、日本と海外の臨床研究の違いを見分けられるはずもない。それ故、外資系製薬企業の日本支社の開発担当者は、苦悩の日々を送っているようにも見受けられる。

　こうした問題は製薬企業の苦悩ともども、PMDAとの治験相談で調整されるだろうが、この時、PMDAは次のような立場をとることが想像される。

- 承認審査は、日本の施政下における日本人に対する有効性と安全性を審査するものである。したがって、日本在住の者に対して実施した治験が審査対象の資料となる。
- 海外で実施された臨床研究の試験成績は、参考資料として添付することができるが、どこまで読み込めるかは、当該試験の信頼性の担保、日本の環境との類似性、日本での治験実施の可能性などを考慮して、個別に判断することになる。

海外の臨床研究資料の信頼性を、個別に見極めたうえで取り扱う

ことには合理性がある。また、PMDAとしても本音では、申請された医薬品が日本で適切に使用できるよう、利用可能な海外の臨床研究の成績は活用したいに違いない。しかしその場合、一般論ではこれを受け入れることは難しく、海外の臨床研究成績の利用が慣例にならない形で取り扱うものと思われる。

　ここに潜む課題については、新倫理指針においてモニタリング及び監査の考え方が導入され、ようやく解決に向けて歩み始めた。これにより日本の臨床研究もGCP省令、さらにはICH-GCPに近づく足掛かりができたといえる。欧米における医学研究は、GMP、GLP、そしてGCPに準拠する方向にあり、「日本だけ異なる」という言い訳は、特に研究の分野では通用しない。日本の医薬品開発に携わる者は強く危機感をもち、最後に矛盾や不利益を背負わされるのは臨床研究に参加した被験者であることを意識するべきである。

4.8 申請資料の信頼性を揺るがす未承認薬・適応外薬検討会議

　2010（平成22）年から始まった「医療上の必要性の高い未承認薬・適応外薬検討会議」（以下、検討会議という）は、医薬品開発における臨床研究の取扱いをさらに複雑なものにした。

　この検討会議は、海外主要国では承認されていて、日本では承認されていない医薬品や、効能・効果及用法・用量について、医療上の必要性を評価することにより、医薬品の申請と承認審査を促進しようとする趣旨により発足したもので、その存在の意義は大き

い。以前であれば、承認審査で例外を作らないことを考えつつ、「保険診療における医薬品の取扱いについて」(昭和55年9月3日保発第51号保険局長通知)や、公知申請(承認ずみ医薬品の適応外処方について、科学的根拠に基づき医学薬学上公知であると認められる場合、臨床試験の全部または一部を新たに実施することなく、効能または効果等の承認が可能となる制度)により、審査の俎上に乗せることなくこうした事案を切り抜けていた。しかし、難病や希少疾病が政治的な話題となったこともあり、検討会議はそれらの治療薬のために設けられたわけであるが、結果としてそうした医薬品も承認審査の俎上に乗せざるをえないという副作用ももたらした。たとえ「医療上の必要性の高い薬剤」であっても、利益の回収が見込めなければ製薬企業は開発に消極的である。そのため、このような薬剤の審査に用いられる資料は、難病や希少疾病をテーマとした国家的な支援による臨床研究が拠りどころとなる。検討会議の発足は、そのような資料を利用して審査せざるをえない状況を作り出してしまったといえる。

　検討会議において「医療上の必要性の高い薬剤がある」と判断されれば、その薬剤の審査は承認を前提として動き始めなければならないが、そうした薬剤は、患者への投与経験が少なく、海外でも治験が成立していないことが多い。日本のGCP省令や海外のICH-GCPに準拠した臨床研究であれば、当該資料を利用する理由にもなるものの、ICH-GCP以前の資料の場合は、信頼性を担保する根拠がない。さらに、審査において最も確認したい日本人への投与経験は、最近のものであっても信頼性の担保をもたない臨床研究だけになる(もちろん、日本においても治験と遜色ない臨床研究はある)。しかし、このような状況下であるからこそ、臨床研究の試験成績を申請資料(参考資料)として利用することには意義があるといえる。与えられた条件で最善の努力を払うことができれば、誰も

がその利用に関して異を唱えないはずである。たしかに、「医療上の必要性の高い」と判断された薬剤の承認審査に対する審査報告書の内容を見ると、一部の薬剤では、臨床研究資料がかなりの努力とともに読み込まれたことがわかる。

ただし、問題の本質はこの先にある。限られた頁数の審査報告書において、承認判断の根拠とされる臨床研究の品質までを伝えることは難しい。また、現状においてGCPに接することのない日本の臨床研究者が、海外の臨床研究と自身の臨床研究との品質の違いについて述べることや、申請資料として要求される信頼性の担保などの条件を満たすことも難しい。さらに臨床研究者が、自分と同様にGCPには馴染みのない製薬企業の営業担当者の審査報告書の斜め読みや又聞きによって、臨床研究が医薬品開発に利用されていることだけを聞けば、自身の臨床研究も申請資料に利用できる、あるいは医薬品開発のハードルは高くないと考えたとしても不思議ではない(臨床研究機関及び研究を推進する規制当局も同様である)。そしてこの問題は、臨床研究の延長線上にあるとみなされる医師主導治験の推進にもつながっているのである。

4.9 臨床試験にたどり着くまでの道程と開発担当者のプライド

医薬品開発には欠かせない「医薬品製造販売指針」(株式会社じほう)では、臨床試験に割かれている頁数が意外にも少ない。その一方、非臨床試験や品質に関する事項には数百頁が費やされてい

る。このことは、途中で開発を断念した薬物を含めた医薬品開発の莫大な年月を振り分けたものと解釈できる。

図2に示すように、医薬品の開発は、ステップを追うごとに一桁ずつ増える資金と相応の人材を必要とする。逆に、承認申請に至るまでの候補薬物は、ステップを追うごとに一桁ずつ減る。次の段階に進む前に、開発担当者は開発を継続するか、断念するかの決断を迫られ、ほとんどの薬物で開発断念の決断を下さなければならない。生き残った薬物の開発担当者は、開発断念を決断した開発担当者の思いも背負うこととなる。どの段階で、どのような決断が下されているとしても、開発される医薬品にはさまざまな思いが込められている。

筆者がPMDAに勤務していた頃、治験相談で多くの医薬品の開発担当者に出会ってきた。医療従事者が生命の尊重を叩き込まれるのと同様に、彼らも被験者の人権をめぐってくり広げられてきた歴史の重みや、前任者が積み重ねてきた開発への努力と苦労に対する敬意を叩き込まれていることは、議論の中から感じ取ることができた。特に、開発経験の豊富な大手製薬企業の場合、開発における数々の失敗も彼らに伝えているのであろう、その経験に敬意を払うことに対する教育の浸透と、エキスパートを名乗るに相応しい気骨が感じられた。もっとも、医薬品開発の成否は社運に直結するため、治験相談における議論の応酬は激しく、彼らの迫力は時に鬼気迫るものすらあった。

一方、医薬品の承認が取得されると、その管轄は営業・販売部門の担当者(MR(医薬品情報担当者))に移る。医療現場においては、MRから医薬品の宣伝を受けるとともに、製造販売後調査に関する交渉も彼らが行う。この時、現場医師(研究者)とMRは、異なる目的をもちながらも製造販売後調査の話を進めていく。製造販売後調査において、現場医師(研究者)が欲しいものは新たな研究のた

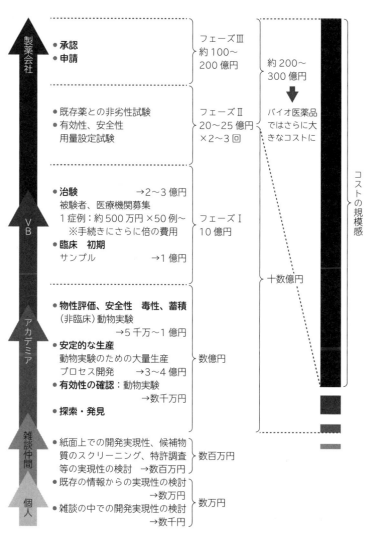

図2 医薬品開発のステップ
※「経済産業省、創薬事業の課題（段階毎のコストのイメージ）」に「雑談仲間」と「個人」の項を追記し改変
（http://www8.cao.go.jp/cstp/kyogikai/life/4kai/siryo3-1-2.pdf）

めの支援であり、製薬企業が欲しいものは製造販売後調査の実績と販路の拡大である。そして、その延長線上で臨床研究の話も生まれてくる。

時代の違いもあるだろうが、筆者自身が臨床現場にいた時には、MRからは人権に対する歴史の重みや、非臨床試験で開発断念に至った候補物質の無念さ、開発段階が進むほどに重くなる責任への敬意などの教育を受けてきたとの印象は希薄であった。ほとんどの現場医師（研究者）は「治験」と「臨床研究」を区別することができないが、MRも同様に両者を区別することができない場合が多い。それにもかかわらず、臨床研究の多くは臨床現場とMRとの話の中から生まれてくる。そこには治験で遵守されるGCP省令の厳格さに対する理解は感じられない。

日本の臨床研究が医師と患者の間による契約よりも、信頼と依存から成り立つ部分が多かったことは先述したとおりである。そのような状況にある臨床研究では、患者への説明・同意の適切性、診療録の客観性、患者である被験者が生命の危険に曝される可能性、記録の信頼性等について外部から指摘する者はいない。つまり、故意に制度を曲解することは可能であり、ここにデータの改ざんや、説明・同意の簡略化などへの誘惑が入り込む余地が生まれる。臨床研究データの改ざん事件は、まさにそうした日本の臨床研究の制度の「隙間」である研究責任者の自主管理に任せたからこそ起きたようにも映る。

医薬品が開発、上市されるまでの過程では、断腸の思いで下された開発中止の決断など、さまざまな背負うべきものがある。社員全体の生活を守るべき経営の立場からみれば、別の意見が出るかもしれないが、制度の「隙間」を突くような不正は開発担当者ばかりでなく、治験に携わってきたすべての者、そして被験者への冒涜である。また、多くの臨床研究は医療に貢献する成果を出しており、臨

床研究に対する冒涜でもある。

　臨床研究データ改ざん事件の再発を防ぐためには、医薬品開発に参画しようと思うすべての者が、GCP省令の内容及びその背景にある歴史的な意味を知るとともに、医薬品開発において世界が目指す方向を知ることである。また、研究、開発に携わるすべての者に対して敬意を払い、治験が被験者にリスクを負わせる行為であることを常に認識しておかなければならない。治験は承認申請を前提とした客観性を要する人体実験であり、GCP省令は被験者を守る最も確かな道標なのである。

第5章

医師主導治験とGCP省令

5.1
一攫千金の夢と思惑が交錯する医師主導治験

　医薬品開発には多くの歳月と膨大な資金を必要とする。それでも、最近の健康志向や長寿願望は歳月や資金を上回る規模で医薬品市場を大きく膨らませた。その膨らんだ市場には「一攫千金の夢」への魅力がある。しかも、日本人はその夢が現実のものとなり得ることを経験してしまった。生物学的製剤アクテムラ（IL-6抗体阻害剤）[1]がそれである。人の欲望は留まるところを知らない。一度でも、医薬品市場で金鉱脈を掘り当てた光景を目の当たりにすると、さらなる夢を実現させようとする者が現れる。

　一攫千金を夢みた医師は、治験を行えば新しい医薬品を簡単に見つけることができるかのような話をする。医薬品開発の行程に理解

---

1) 日本で開発された初の生物学的製剤。

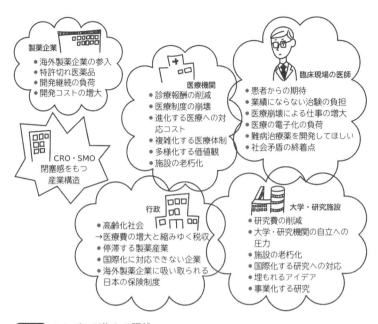

図1 それぞれが抱える現状

の浅い行政、医療機関、研究施設も、自ら治験を行おうと夢見る医師の話を鵜呑みにする。そして、すべてが金鉱脈を目指す山師のように、医薬品開発で一攫千金を当てる夢に追い立てられる。製薬企業だけは、医薬品開発の困難さを知っているはずだが、「自ら治験を肩代わりしてくれるのなら…」と、これを制止することなく話に乗る。「夢をもう一度」と考えたかどうかは定かではないものの、「早期・探索的臨床試験事業」や「臨床研究中核病院整備事業」が開始され、医師主導治験が推進されている。

しかし、製薬企業の医薬品開発は、遠くは被験者の人権に対する数千年の歴史を経て、近くは製薬企業や多くの国々の失敗を経て現在に至っている。その歴史の重みや経験の積み重ねと、候補物質が

医薬品になる確率は数万分の一でしかないことの理解なくして、画期的な医薬品という金鉱脈は掘り当てられるものではない。にもかかわらず、そこに群がろうとする人間の行動パターンは、時を重ねてもそれほど進歩していないということの表れであろうか。かつては、世界中で一攫千金を夢見た多くの山師が不幸な結末を迎えたが、結局のところ、「金」が「画期的な医薬品」に代わっただけである。「歴史はくり返す」ことを省みれば、その行き着く先は被験者という犠牲者である。そうならないためにも、本章では一攫千金の夢の象徴たる医師主導治験について考察する。

医師主導治験においては、立場ごとでさまざまな思惑が存在する。

図2はその思惑をまとめたものであるが、臨床現場の医師が最も素朴な考え方であるようにみえる。しかし、素朴に考える者が損をするのが世の中であり、そこにシワ寄せが行きやすい。治験の契約は医療機関との間で結ばれるので、治験における現場のコストを下げれば下げるほど、研修病院や大学病院の収入は多くなる。医療機関である研修病院や大学病院には、多くのレジデント医師や臨床大学院生がおり、「レジデントがいる、臨床大学院生もいる。奴らは安く使うことができる」と、さながら使い勝手の良い道具として目をつけられても不思議ではない。実際、経営が苦しい病院にとっては、治験収入は大きな魅力となっている。また、企業治験の場合、すぐには治験責任医師の業績とはならないので、治験責任医師の引き受け手を探すことには苦労を伴う。しかし、医師主導治験は臨床研究の延長線上にあり、すぐにでも自身の業績になるように見えてしまう。

製薬企業も医療機関も、開発コストの削減及び治験収入の増加という同じ方向性にあるため、医師主導治験を推進する力が作用する。行政も治験の数を増やせば、大学や研究施設の治験環境の整備ができることに加え、CRO、SMOなどの治験産業の活性化にもつ

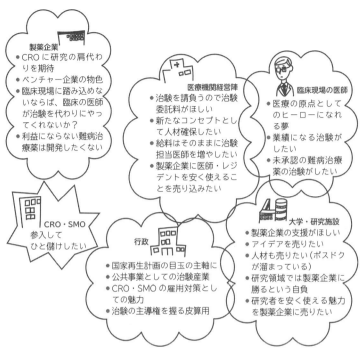

図2 それぞれの思惑

ながるので、製薬企業や医療機関の考えを後押しする。後押しといっても、行政は製薬企業の開発資金とは比べものにならない少額を研究費と称して研究者の目前にぶら下げるだけである。これも企業レベルでの開発費に接することのない「行政の感覚」の致し方ない面であろう。それでも、研究費に飢えた研究者（臨床現場の医師）は、「これには裏がある。罠だ」と思いながらも、その研究費にしがみついてしまう（新卒採用者を安月給で使い尽くすブラック企業と似たところがある）。このように医師主導治験は、さまざまな思惑を抱えながら推し進められていく。

5.2 医師主導治験と企業治験との比較

医師主導治験の規定は、平成15年6月12日のGCP省令の一部改正(厚生労働省令第106号、いわゆる改正GCP省令)によって追加された。

> GCPガイダンス(GCP省令第2条第23項関係)
> 「自ら治験を実施する者」とは、その所属する実施医療機関において自らが治験を実施するために治験の計画を厚生労働大臣に届け出た治験責任医師をいう。なお、一の治験実施計画書に基づき複数の実施医療機関において共同で治験を実施するため、治験責任医師が連名で一の治験の計画を届け出た場合にも、各治験責任医師が「自ら治験を実施する者」と解される。

該当箇所はGCP省令の第2章(治験の準備に関する基準(第4条～第15条の9)及び第3章(治験の管理に関する基準(第16条～第26条の12)であり、医師主導治験を第15条の2～9及び第26条の2～12において規定している。文言のほとんどは「治験の依頼をしようとする者」(企業治験に関する規定(第4条～第15条及び第16条～第26条))を、「自ら治験を実施しようとする者」に読み替える形であるが、文言の記載整備や項目の追加がされており、次の点において企業治験と異なっている。

❖ 治験の準備に関する基準
- 「治験の依頼」(企業治験)が「治験の実施の準備」(医師主導治験)となること。

- 実施医療機関の長と治験責任医師は、同じ医療機関に所属しているため、契約という概念がなくなるが、代わりに実施医療機関の長と治験責任医師との間で取り交わす文書の規定が厳格化されたこと。
- 治験依頼者は治験責任医師の同意を得る必要がないこと（医師主導治験では、治験依頼者は治験責任医師と同一であるため）。

♣治験の管理に関する基準
- 医師主導治験では、治験依頼者である治験責任医師が治験薬を製造することは不可能であるため、「治験薬の提供者」が想定されていること。
- モニタリング及び監査については、治験責任医師が自ら依頼し、契約しなければならないこと。そのため、モニタリング及び監査に関する手順書も治験責任医師が作成しなければならないこと。
- モニタリング及び監査は、治験審査委員会の意見をふまえて実施されるため、契約者である治験責任医師と治験審査委員会との関係は、企業治験よりも密接であること。

　企業治験は、製薬企業が医療機関に依頼して治験を実施するものであり、医師自身は介入（治験自体の運営や管理）できない。一方、医師主導治験は「自ら治験を実施しようとする者」が、自らの医療現場で治験を実施するものであるから、現場には自由に介入できる。医師主導治験では、治験責任医師が治験依頼者の役割も兼ねており、自主管理に委ねられる点において倫理指針の影響を強く受けている。当然ながら、管理を任される分だけ、治験責任医師の負担は企業治験よりも大きい。

　表1は、「第2章　治験の準備に関する基準」の第4条〜第15条（企業治験）と、第15条の2〜9（医師主導治験）における主な相違点を、**表2**は、「第3章　治験の管理に関する基準」の第16条〜第26

表1 治験の準備に関する基準における企業治験と医師主導治験の相違点

企業治験	医師主導治験
第4条（業務手順書等）	第15条の2（業務手順書等） ●「実施医療機関及び治験責任医師の選定」がない。 ●「治験の依頼」を「治験の実施の準備」に置き換える。
第6条（医療機関等の選定）	第15条の3（医療機関等の選定） ●医療機関等の選定はない。
第7条（治験実施計画書） ●治験依頼者が治験責任医師の同意を得て記載。	第15条の4（治験実施計画書） ●治験責任医師が自ら説明。
第9条（説明文書の作成の依頼） ●治験責任医師に作成を依頼。	第15条の6（説明文書の作成） ●治験責任医師が自ら作成。
第10条（実施医療機関の長への文書の事前提出） ●治験責任医師及び治験分担医師となるべき者の氏名を記載した文書（第1項第五号）。 ●治験の費用の負担について説明した文書（第1項第六号）。	第15条の7（実施医療機関の長への文書の事前提出等） ●治験の実施の承認を得るための書類提出。実施医療機関の長との取り決め文書（契約に相当する）も提出。 ●治験責任医師は「自ら」なので、治験分担医師となるべき者の氏名のみを記載（第1項第七号）。 ●治験の費用に関する事項を記載した文書（「負担」の文言がない）（第1項第十号）。 ●第10条第2項以降の記載はない。 ●第1項中に、「モニタリングに関する手順書」（第五号）、「監査に関する計画書及び業務に関する手順書」（第六号）、「治験薬の管理に関する事項を記載した文書」（第八号）を追記。
第11条（治験薬の事前交付の禁止）	●想定されていない。
第12条（業務の委託） ●治験依頼者が文書により当該受託者と契約。	第15条の8（業務の委託） ●治験責任医師または実施医療機関が、文書により当該受託者と契約。
第13条（治験の契約）	●契約はない。
第15条（治験国内管理人）	●想定されていない。

表2 治験の管理における企業治験と医師主導治験の比較

企業治験	医師主導治験
第16条（治験薬の管理） ● 治験薬提供者は想定されていない。	第26条の2（治験薬の管理） ● 治験薬提供者が想定されている。
第17条（治験薬の交付）	● 想定されていない。
● 治験薬の品質の確保は想定されていない。	第26条の3（治験薬の品質の確保）
第20条（副作用情報等） ● 治験依頼者は、副作用発現症例一覧等を当該被験薬ごとに、当該被験薬について初めて治験の計画を届け出た日等から起算して1年ごとに、その期間の満了後3月以内に治験責任医師及び実施医療機関の長に通知。 ● 未知の有害事象は、ただちに治験責任医師及び実施医療機関の長に通知。 ● 治験実施計画書の改訂にあたっては、治験責任医師の同意を得る。	第26条の6（副作用情報等） ● ただちに副作用の旨を実施医療機関の長に通知。 ● 治験実施計画書の改訂にあたっては、同意を得る対象が本人になるので、同意の概念はない。また、必要に応じて治験薬概要書も改訂。
第21条（モニタリングの実施） ● 治験依頼者は、モニタリングに関する手順書を作成し、当該手順書に従ってモニタリングを実施。	第26条の7（モニタリングの実施） ● モニタリング手順書を作成し、治験審査委員会の意見をふまえて、当該手順書に従ってモニタリングを実施。 ● モニターは、当該モニタリングの対象となる実施医療機関において当該治験に従事してはならない。
第23条（監査） ● 監査報告書及び監査証明書を作成し、治験依頼者に提出。	第26条の9（監査） ● 治験審査委員会の意見をふまえて監査を実施。 ● 監査報告書及び監査証明書を作成し、自ら治験を実施する者及び実施医療機関の長に提出。

条（企業治験）と、第26条の2〜12（医師主導治験）における主な相違点をまとめたものである。なお、読み替えのみの項目は省略した。

これらを模式図にすると**図3**のようになる。

GCP省令には規定されていないが、医師主導治験と企業治験で

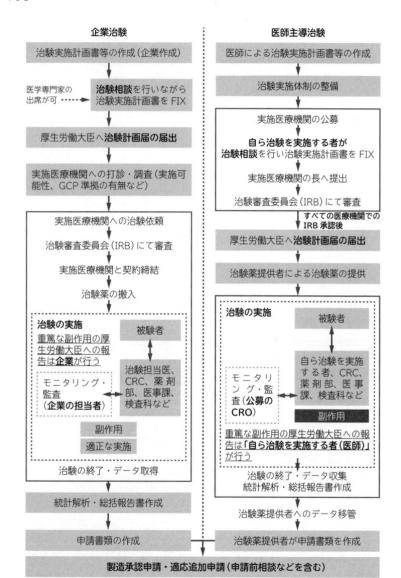

図3 企業治験と医師主導治験
※国立循環器病センターHPより
(http://www.ncgm.go.jp/ctmo/introduction/society_image/ishi_shudou.pdf)

は、治験届と治験審査委員会への書類提出の順番が逆になる。これは、企業治験では治験届を提出した後に、各医療機関における治験審査委員会での審査を依頼するが、医師主導治験では治験実施計画書そのものが治験審査委員会での審査に含まれるため、治験届の前に審査を依頼することとなるからである。なお、医師主導治験の治験届にも治験審査委員会の承認が必要となる。

5.3 医師主導治験における治験責任医師の責務

　医師主導治験における医師と被験者（患者）等の関係を**図4**に示した（「製薬企業」の箇所が「治験責任医師が指定するもの」となる）。

　図4からもわかるように、治験責任医師は、自身が果たすべき責務に加えて、モニタリングや監査の指定、SMO等との契約など、製薬企業という巨大組織が行っていた役割を一人で担わなければならない。なお、治験責任医師に課せられる責務は**表3**のとおりである。

　医師主導治験では、治験責任医師はこれだけの業務に対処していかなければならないが、実際のところかなり厳しいと考える。企業治験の場合、製薬企業は数十年もの間に多くの人材と経験を積み重ねながら、一連の作業手順を構築してきた。治験実施計画書をはじめ、各種書式についても、確固たるひな形を持っているし、データ管理、被験者の補償措置、業務の委託、実施医療機関との契約、副作用等報告などの繁雑な作業にも、それぞれ熟知した担当者がいる。製薬企業は、こうした書式のひな形や人材がもつ経験を、貴重

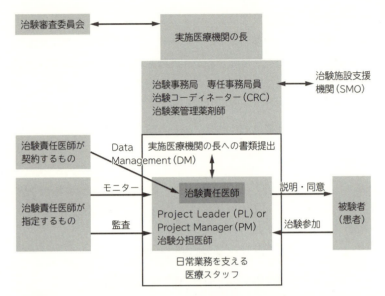

図4 医師主導治験における医師と被験者（患者）等の関係

表3 医師主導治験において治験責任医師に課せられる責務

✤ 各種書式の作成等
- 治験実施計画書の作成
- 治験薬概要書の作成
- 治験薬管理手順書の作成
- 副作用等情報の収集と報告
- 効果安全性評価委員会審議手順書の作成（設置する場合）

✤ 被験者に対する補償措置（GCP省令第15条の9）
※被験者に生じた健康被害の補償のために、必要な措置を講じておかなければならない。
- 保険への加入
- 副作用等の治療に関する医療体制の提供
- その他必要な措置
- 補償に係る手順書の作成

な無形の財産と考えている。しかし、大学や研究機関にはそのような観点が欠けている。人は激しく入れ替わり、創薬に対する歴史も浅いため、経験の蓄積もない。観点も経験の蓄積もないところでは人材は育たない。その結果、大学や研究機関では、治験と臨床研究の区別もつかない経験の浅い人材が治験に関わることとなる。また、そのような環境に製薬企業が貴重な人材を提供するはずもなく、いざ治験が始まれば、治験責任医師に殺人的な負荷がかかる。

　GCP省令では、実施医療機関を支援するSMOの他に、開発業務を支援するCROという機関が規定されている。しかし、CROは話の通じにくい大学や研究機関より、多少利益は少なくても、確実性のある製薬企業との仕事を選ぶのが現状のようである。また、当初は、治験責任医師が研究資金を製薬企業から支援してもらおうとする、あるいは仮に資金を得たとしても、利益相反が発生するために代わりの治験責任医師を立てなければならなかったので、CROとしても製薬企業と同等の条件で医師主導治験に臨むことはできないだろう。

　このような経験豊富な人材や資金を集めることが難しい状況に加え、医師主導治験は自主管理が前提であるから、一攫千金を夢見たはずの治験責任医師は孤軍奮闘を余儀なくされるのである。

　一方、海外ではICH-GCPに準拠して臨床研究が行われるので、医師が当該研究を治験に切り替えることも容易である。日本における医師主導治験の導入は、その影響によるものかもしれないが、改正GCP省令の施行後、医師主導治験に挑んだ医師たちには想像を絶する苦労があり、「燃え尽き症候群になった」との声すらあった。GCP省令はその後、平成16年（厚生労働省令第172号）、平成18年（厚生労働省令第72号）、平成20年（厚生労働省令第24号）に一部改正されているが、医師主導治験に関する抜本的な改善は、平成24年の一部改正（厚生労働省令第161号）まで待たなければならなかった。

5.4 平成24年のGCP省令の一部改正とこれからの方向性

表4は、平成24年のGCP省令の一部改正事項をまとめたものである。

表4 平成24年のGCP省令の一部改正事項

- GCP省令改正(平成24年12月28日厚生労働省令第161号)
- GCP運用通知の廃止とGCPガイダンスの発出(「『医薬品の臨床試験の実施の基準に関する省令』のガイダンスについて」(平成24年12月28日薬食審査発1228第7号医薬食品局審査管理課長通知)

目的
- 国際的な整合性を図りつつ、治験手続きを効率化し、治験業務を迅速化する。
- 医師主導治験の負担を軽減し、アンメット・メディカル・ニーズにおける産学連携を促進する。

改正の概要
- 臨床研究拠点病院を中心としたネットワークの形成と共同事務局の設置は、治験の契約を一元的に行うことを可能とした。
- 医師主導治験において「代表して治験届を提出する治験調整医師」も、「自ら治験を実施する者」に含められ、治験責任医師の連名による治験届、有害事象報告等の届出を効率化した。
- 治験契約書に記載する事項のうち、各医療機関における目標被験者数についての記載を不要とした。
- 必ずしもすべての治験データについて、原資料との照合を求めないことを明確化し、臨床研究中核病院等でのサンプリングSDV*や、中央モニタリング等による効率的なモニタリングを検討しやすい環境とした。
- 治験関連文書のIT化を推進して情報伝達の効率化を図り、医療現場の負担を軽減した。

*Source Data Verification または Source Document Verification の略。
モニタリング及び監査における原資料と症例報告書の照合。直接閲覧で照合し、治験により収集されたデータの信頼性を確保する。

この改正にあわせ、これまでのGCP運用通知[2]を廃止し、GCPガイダンスとしたことは思い切った方針の変更といえる。また、この改正によって、行政上の手続き、委受託契約の手続きなどが見直され、医師主導治験はかなり実施しやすい状況となった。

　しかしながら、この改正は手続きの効率化を図っただけであり、医師主導治験をとり巻く環境の整備には至っていない。というのも、医師主導治験は本来、時間や資金はもちろんであるが、治験に対する基本的な知識をもつかなりの人数がスタッフとして必要であり、一人や二人の医療者の熱意で簡単に成し遂げられるものではないからである。治験責任医師を支える人材の育成という点において、行政の理解はまだ不十分であるといえる。

　とはいえ、医師主導治験の推進は決して間違った選択ではない。GCP省令に対する考え方が浸透し、経験者が増え、医薬品開発への環境が整えば、医師主導治験の効率が上がることは間違いない。また、すぐにはGCP省令に準拠した臨床研究ということは難しいかもしれないが、症例記録、被験者への同意説明、研究計画の内容、副作用等報告等においてGCP省令を浸透させ、信頼性のある臨床研究を実施することができれば、研究の質も医薬品開発に取り組む能力も向上する。加えて、大学や研究機関が自ら治験に参画することは、企業治験よりも小規模で効率の良い治験を実施できる可能性を生むと考える。

---

2) 「医薬品の臨床試験の実施の基準の運用について」（最終改正時の名称は『『医薬品の臨床試験の実施の基準に関する省令』の運用について』）
　※初出は平成9年5月29日（薬審第445号、薬安第68号）であり、適宜改正を経て、最終改正は平成23年10月24日（薬食審査発1024第1号）

5.5
追いつめられる治験責任医師と
おろそかになる被験者の人権の尊重

　近年、自立した臨床研究を建前に、臨床研究への公的支援は減少の一途を辿っている。そのため、製薬企業とくらべると、数十分の一、すなわち、数千万円規模の研究費であっても、芥川龍之介の「蜘蛛の糸」のように争ってそれを掴もうとしている光景が浮かんでくる（所詮は「蜘蛛の糸」であるから、群がり、争えばその糸は切れるだろう）。

　医師主導治験は、製薬企業にとっては、利益の見込めない治験を肩代わりしてくれる点、実施医療機関にとっては、治験に対応できる人材が増え、将来の治験収入を見込める点、行政にとっては、GMP、GLP、GCPに対応できる環境整備と人材の育成、さらには外部の委託業者と契約の概念の形成ができる点で利用価値がある。本来、「早期・探索的臨床試験事業」や、「臨床研究中核病院整備事業」は、それらの価値の活用を目的としていたのであろう。それにもかかわらず、環境整備や人材育成の視点が欠けていたために、治験責任医師にとっては退路を断たれた状態が作り出されている。

　医師主導治験は起業に似ている。起業者が立ち行かなくなった時に待つものは破綻である。人材も資金もないものづくりの中で、それでも「医師主導治験を実施する」との考えにたどり着き、後に改めて行先の見通しの暗さを認識したとしても、実施医療機関にも、製薬企業にも、開発費を支援している公的機関にも、なかなか「ゴメンナサイ。できません」と言うことはできない。治験責任医師は

八方ふさがりの状態になる。

ところが行政は、苦闘する治験責任医師を助けるどころか、傷口に辛子を塗るような指針を発出している。

> 厚生労働科学研究に関する指針＊
> 　厚生労働科学研究を実施される場合には、以下の指針を遵守されるようお願いいたします。
> 　以下の指針を遵守されず、厚生労働省等から改善指導が行われたにもかかわらず、正当な理由なく改善が認められない場合には、資金提供の打ち切り、未使用研究費等の返還、研究費全額の返還、競争的資金等の交付制限等の措置を講ずることがあり得ます。

＊http://www.mhlw.go.jp/stf/seisakunitsuite/bunya/hokabunya/kenkyujigyou/i-kenkyu/index.html

行政からすると、「申請して研究費をもらっておきながら、『できません』はないだろう」ということであろう。しかし、治験責任医師からすると、「資金も人材も環境も不十分な中で、甘い言葉で誘う方が不条理だ」と言いたくなるかもしれない。現状において、治験責任医師は前に進むことも、後戻りすることもできずに立ちつくすしかない。しかし、無理に医師主導治験の形だけを整えようとすれば、患者（被験者）が危険にさらされる事態になることはこれまでの歴史が示しているとおりである（状況が厳しければ厳しいほど、患者（被験者）は危険にさらされる）。

「医は仁術」を土壌とした日本古来の医療倫理は、こういう場合に医師と患者の間で悪い方向に作用しやすい。臨床研究は自主管理の活動であり、記録の信頼性についての規定は定められていない。第三者による客観的な証明や署名押印、さらには厳格な治験実施計画書も必要としない。これでは、治験責任医師にとって臨床研究は救いの道のように見えるかもしれない。「治る見込みがないのであ

れば…」と、自分を正当化する声が聞こえ、被験者には「先生が言うのであれば…」との考えが浮かぶ。

そんな声に屈したのか、最近いくつかの事件が報道されている。これらは、厳格な規定のある治験ではなく、自主管理に任される臨床研究の範疇で実施されたものである。すべて例外であると思いたいが、日本の医薬品開発における環境を鑑みれば、まだ氷山の一角との結論に行き着いてしまう。このままでは、日本の医学研究は世界から取り残されてしまう危険性すらある。

> ❖ 患者に無断で骨髄液採取
> 慶應義塾大学病院の呼吸器外科の教授と専任講師が、肺がんの臨床研究のため、がん患者ら31人から同意を得ずに骨髄液を採取。
>
> ❖ 国主導のアルツハイマー病研究でデータ改ざんの可能性
> 国と製薬企業が33億円を投じ、認知症の7割を占めるアルツハイマー病の早期発見を目指す国家プロジェクト「J-ADNI(アドニ)」で、臨床試験のデータが改ざんされた可能性が浮上し、厚生労働省が調査を開始(一定の時間を経た後に記憶を確かめる検査で時間を書き換えたり、不都合な症状を削除した疑い)。先端医療をめぐる国際競争が過熱する中、日本の研究への信用が失われかねない事態となった。
>
> ❖「特定機能病院」の承認を取り消し
> 群馬大学医学部附属病院で、肝臓手術を受けた患者の多くが死亡した問題について、厚生労働省が同病院の「特定機能病院」の承認を取り消し。

当然ながら、それぞれの行為そのものをくらべることはできないが、「大きな善(多数の人々の救済)のためには、小さな悪(多少の人命の犠牲)は許される」という、ニュルンベルク裁判での弁明とどれほどの差異があるのだろうか。

第6章

変わり始めた倫理指針

6.1 「人を対象とする医学系研究に関する倫理指針」の発出

　平成24年12月に医師主導治験を睨んだGCP省令の改正が行われたことに続いて、平成26年12月には「人を対象とする医学系研究に関する倫理指針」（新倫理指針）が発出された。この新倫理指針は、「これまでの指針が分かりにくい」との指摘を受けて「臨床研究に関する倫理指針」と「疫学研究に関する倫理指針」を統合して作成された（そのため、「統合指針」と呼ばれている）が、前章で述べたように、臨床研究に逃げ込んだとみられるいくつもの事件が起きたことが背景にあると想像される。

　もちろん、新倫理指針においても、ニュルンベルク綱領、ヘルシンキ宣言といった歴史の流れを踏襲したものであり、倫理審査委員会とインフォームド・コンセントを2本の基本骨格とする考え方に変更はない。ページ数が増え、一見すると、読みにくくなった印象

を受けるが、内容には濃淡が加えられ、わかりやすくなっている。さらに、いくつかの新たな章が設けられており、これまでバラバラに記されていた有害事象の取扱いや個人情報に関する内容は独立した章にまとめられ、GCP省令を意識してモニタリングと監査に関する考え方も加えられた。この方向性は、治験も臨床研究も区別されることなくICH-GCPという統一規定で医薬品開発が行われている欧米の潮流に対処できる変化である。日本の医薬品開発をとり巻く制度を整える規制当局が、日本の臨床研究が抱える課題を乗り越えるべく、たしかに歩み始めたといえる。

しかし、これは始まりであり、医薬品開発をとり巻く環境整備が終わったわけではない。過去には、GCP省令や倫理指針が発出されてきたが、これらが研究機関や臨床施設に浸透するには長い年月を要した。新倫理指針が、これまでの課題を解決に導くためには、研究機関や臨床施設、さらには医薬品開発に挑む研究者や治験に臨む医療現場で理解が深まらなければ、絵に描いた餅で終わってしまうだろう。

6.2 新倫理指針の基本骨格

第3章と同様、新倫理指針の基本骨格について整理すると**表**のようになる。

新たに追加された項目のうち、第3章、第6章、第7章については、バラバラに記載されていた内容を一つにまとめ、内容が深められている。また、第8章では、GCP省令を意識した内容となって

表 新倫理指針～その基本骨格～
※太字部分は新しく組み込まれた、または強化された事項

前文	
第1章 総則	第1 目的及び基本方針
	第2 用語の定義 （1）人を対象とする医学系研究 　（16）インフォームド・コンセント **（2）侵襲** 　（17）代諾者 （3）介入 　（18）代諾者等 （4）人体から取得された試料 　**（19）インフォームド・アセント** （5）研究に用いられる情報 　（20）個人情報 （6）試料・情報 　（21）個人情報等 （7）既存試料・情報 　（22）匿名化 （8）研究対象者 　（23）連結可能匿名化 （9）研究機関 　（24）連結不可能匿名化 （10）共同研究機関 　**（25）有害事象** （11）試料・情報の収集・分譲を行う機関 　**（26）重篤な有害事象** （12）研究者等 　**（27）予測できない重篤な有害事象** （13）研究責任者 　**（28）モニタリング** （14）研究機関の長 　**（29）監査** （15）倫理審査委員会、
	第3 適用範囲
第2章 研究者等の責務等	第4 研究者等の基本的責務 第5 研究責任者の責務 第6 研究機関の長の責務
第3章 研究計画書	第7 研究計画書に関する手続 第8 研究計画書の記載事項 第9 研究に関する登録・公表
第4章 倫理審査委員会	第10 倫理審査委員会の設置等 第11 倫理審査委員会の役割・責務等
第5章 インフォームド・コンセント等	第12 インフォームド・コンセントを受ける手続等 第13 代諾者等からインフォームド・コンセントを受ける場合の手続等
第6章 個人情報等	第14 個人情報等に係る基本的責務 第15 安全管理 第16 保有する個人情報の開示等
第7章 重篤な有害事象への対応	第17 重篤な有害事象への対応
第8章 研究の信頼性確保	第18 利益相反の管理 第19 研究に係る試料及び情報等の保管 第20 モニタリング及び監査
第9章 その他	第21 施行期日 第22 経過措置 第23 見直し

いる。また、主な変更点は「『人を対象とする医学系研究に関する倫理指針』の公布について（通知）」（平成26年12月22日26文科振第475号、厚生労働省発科1222第1号、医政発1222第1号）からも読み取れる。

一方、依然として研究の位置づけは、研究者と研究施設の長との間で交わされる取り決め（確認事項）であって、契約ではない。前文に「原則」という言葉が使われているように、新倫理指針も倫理指針と同様、GCP省令のような厳格な規程ではなく、それぞれの信頼関係に基づく自主管理に委ねられている。この点を注意して読み解いていけば、GCP省令との異同も理解しやすくなる。

6.3 新倫理指針各論

新倫理指針では、倫理指針において取扱いが曖昧となっていた細則がなくなった。また、各章の内容も並列ではなく、数個のカテゴリーに分類されている。さらに、項目は通し番号で並べられ、以前の倫理指針よりもわかりやすくなったが、その分、内容に重みが増し、おろそかにする逃げ場がなくなったような印象がある。

6.3.1 「前文」「第1章　総則」

前文では、従来の倫理指針と同様、ヘルシンキ宣言をふまえて新倫理指針が作成されたことに加え、これまでの「倫理指針」と「疫学

研究に関する倫理指針」を統合し、文部科学省と厚生労働省で制定したことが示されている。これは本書で述べてきた医学と薬学の流れに存在する課題の解決に向けた歩みといえる。

しかしながら、後半部分には「この指針においては、人を対象とする医学系研究には多様な形態があることに配慮して、基本的な原則を示すにとどめている。…略…、これらの原則を踏まえつつ、適切に対応することが求められる」との記載がある。これは、いわゆる倫理指針と呼ばれるものは、あくまで研究者の自主管理に委ねられていることを意味しているが、この「自主管理」は、GCP省令における「契約」の考え方とは大きく異なるものであり、対処の姿勢にも大きな影響を及ぼしている。

第1章の構成自体は以前の倫理指針と同様であるが、「第1　目的及び基本方針」では、新倫理指針が目指す具体的な内容が示されるとともに、「第2　用語の定義」では、新たな用語が加えられている。また、「第3　適用範囲」では、「疫学研究に関する倫理指針」をふまえた内容となっている。

6.3.2 「第2章　研究者等の責務等」

第2章は、「第4　研究者等の基本的責務」、「第5　研究責任者の責務」、「第6　研究機関の長の責務」の三つのカテゴリーから構成されている。

「第4　研究者等の基本的責務」では、「基本的」という接頭語が加えられ、まさしく基本事項が規定されている。

「第5　研究責任者の責務」の1の(4)にある研究結果の公表義務規定は、以前の倫理指針では臨床研究施設の長への報告は求められていたが、対外的な公表は努力目標であり、義務とはされていなかったもので、この変更は大きな方針の転換であるといえる。もっ

とも、GCP省令では治験責任医師が総括報告書を作成すること（GCP省令25条、第26条の11）が定められており、臨床研究でも被験者に危険を負わせることを考えれば公表義務は当然のこととい える。

「第6 研究機関の長の責務」の1の(1)にある「研究機関の長は、実施を許可した研究について、…略…、最終的な責任を負うものとする」という文言は、臨床研究において、責任の所在を示した初めての記載といえる。契約の概念を伴うGCP省令では、治験依頼者である製薬企業と実施医療機関の長との間で契約が取り交わされる（GCP省令13条）ため、責任の所在は明白であるが、臨床研究でも最終責任の所在が明確にされたことは一歩前進であろう。さらに1の(4)では、研究に関する業務の委託について触れられているが、これは「契約の概念」を考える絶好の機会といえる。また、これまでの倫理指針では、研究機関の長が、研究者に対して教育・研修を受けさせる義務についての規定はなされていたが、2の(5)では、研究機関の長自らも教育・研修を受ける義務があることが規定された。これは、医学系研究をとり巻く環境の変化に関心のない研究機関の長に対する警鐘であるとともに、規制当局の強い姿勢の表れでもあるように思われる。

6.3.3 「第3章 研究計画書」

「第3章 研究計画書」は、新たに設けられた章であり、「第7 研究計画書に関する手続き」、「第8 研究計画書の記載事項」、「第9 研究に関する登録・公表」の三つのカテゴリーによって構成されている。

「第7 研究計画書に関する手続き」の2の(3)については、平成16年の全面改正前の倫理指針では、施設ごとに倫理審査委員会の

審議が必要(第2の2)であったが、最近の倫理審査委員会の効率化に対する要請を意識した内容となっている。

「第8 研究計画書の記載事項」は、GCP省令(第7条、第15条の4等)や、ICH-GCPを意識しており、国内の臨床研究を海外のそれと同等の環境としたい規制当局の姿勢の表れであるとも受け取れる。というのも、治験においてはさまざまな業務手順書、治験実施計画書、被験者への同意説明文書、治験薬概要書などをそれぞれ作成する必要があるが、臨床研究では、すべての内容及び手順を、研究計画書に記載する形となっている。そのため研究計画書は、治験よりも厚みのある内容にならなければならないはずであるものの、現状における研究計画書の品質は、治験実施計画書には遠く及ばないからである(作成しようにも、そのための人材が育成されていないため、どうにもできない状況にあることも確かである)。

「第9 研究に関する登録・公表」について、海外ではWHOがInternational Clinical Trial Registry Platform Search Portal[1]を運用し始めてから10年あまりになり、日本でも臨床研究(試験)情報検索サイトなどが運用されているが、特に海外では、臨床研究も含めた医学研究や臨床試験の登録・公表が浸透し、これが研究の質の向上にもつながっている。また、学術論文として受理されるためには、研究登録を行うことは必須であり、日本においても研究の登録・公表を義務づけたことは、国際的な潮流を理解した変化であるといえる。

6.3.4 「第4章 倫理審査委員会」

第4章は倫理指針において重い歴史をもち、構成上その柱の1本

---

1) http://apps.who.int/trialsearch/

をなしているといえるものである。それだけに大きく取扱いが変わることはないが、現在の潮流を反映した内容となっている。第4章は「第10　倫理審査委員会の設置等」、「第11　倫理審査委員会の役割・責務等」の二つによって構成され、以前の倫理指針では混在していた設置者と倫理審査委員会の責務が整理された。

「第10　倫理審査委員会の設置等」では、倫理審査委員会の設置者への要件が細かく規定されるとともに、設置者の対象が拡大された。これは多施設共同研究が頻繁に実施される昨今、大学などにおいては必ずしも研究施設の長と倫理審査委員会の設置者が合致しない場合があるため、現実に即した対応といえる。また、GCP省令では記録の保管が3年であるのに対し、それよりも長い5年の保管義務が規定されており、これまで自主管理に任され、保管義務がなかった臨床研究の課題を解消の方向に導いている。その他、新倫理指針では、報告に際して倫理審査委員会報告システムを使用することが明文化され、電子化による規制当局の一括管理についても示されている。

「第11　倫理審査委員会の役割・責務等」では、侵襲性のある研究について一歩踏み込んで言及したこと、他の研究機関が実施する研究に関する審査についての考え方を示したことなどがある。

6.3.5 「第5章　インフォームド・コンセント等」

第5章は、倫理審査委員会と並ぶもう1本の柱である。構成は「第12　インフォームド・コンセントを受ける手続き等」、「第13　代諾者等からインフォームド・コンセントを受ける場合の手続き等」の二つからなっている。これらについては、従前の倫理指針の2倍の頁数が割かれ、被験者への対応の重要性をその量でも示した形となっている。

「第12　インフォームド・コンセントを受ける手続き等」では、これまで被験者を対象として記載されていたものが、試料の提供を受ける場合を含め、あらゆる研究を想定したインフォームド・コンセントについて規定されるとともに、観察研究についても細かい規定がなされている。

「第13　代諾者等からインフォームド・コンセントを受ける場合の手続き等」においては、「インフォームド・アセント」という言葉が用いられている。「インフォームド・アセント」は、これまでの倫理指針にも概念として示されていたが、明文化は未成年者への対応の厳格性に即した動きであり、判断ができるならば未成年者であっても、その主体は被験者自身にあることが明記されている。これは日本だけでなく、世界全体の潮流であることはいうまでもない。

6.3.6 「第6章　個人情報等」

個人情報保護関連三法が平成17年から施行されたことを受け、従前の倫理指針においても個人情報保護に対応すべく改正が行われたが、新倫理指針では独立した章が設けられ「第14　個人情報等に係る基本的責務」、「第15　安全管理」、「第16　保有する個人情報の開示等」といった構成となった。なお、個人情報の管理が研究機関の長に属することなど、その内容自体に大きな変更はないが、今後の情報化社会の進化と多様化とともに柔軟な対応が求められる事項でもあり、独立した章を設けたことには意義があると考える。

6.3.7 「第7章　重篤な有害事象への対応」

第17章も新たに設けられたものであり（「第17　重篤な有害事象への対応」の単独構成）、従前の倫理指針では、項目ごと（「研究者

等」、「研究責任者」、「研究機関の長」の各責務)で分散していた内容を一つにまとめた。治験では薬剤の安全性が評価項目となるため、有害事象の収集及び副作用の報告は極めて厳格に行われる(GCP省令第20条、第26条の6、第48条)が、臨床研究であっても薬剤を使用する以上、治験と同等の報告を求めることは被験者保護の観点からも重要であるといえる(国際医科学団体協議会(CIOMS)の活動などをふまえ、世界標準に対応できる足がかりを作ったものと想像される)。

6.3.8 「第8章　研究の信頼性確保」

第8章も新たに設けられたものであり、「第18　利益相反の管理」、「第19　研究に係る資料及び情報等の保管」、「第20　モニタリング及び監査」の三つのカテゴリーで構成されている。

「第18　利益相反の管理」については、アメリカではサンシャイン法(Sunshine Act：2014年9月)がすでに施行され、利益相反への宣言は国際学会では欠くことのできないものとなっており、国際的な環境整備を見据えた項目であるといえる。

「第19　研究に係る資料及び情報等の保管」は、GCP省令を意識したものと考えられる。特に新倫理指針においては、従前の倫理指針にはなかった研究に係る資料や情報等の保管期間が明記された(GCP省令による保管期間は3年間だが、新倫理指針による保管期間は5年間となっている)。

「第20　モニタリング及び監査」は、新倫理指針のポイントとなるものであり、これは従前の倫理指針には設けられていなかった事項である(GCP省令第21～23条及び第26条の7～9に該当する規定がなかったわけである)。特に、「侵襲を伴う研究であって介入を行うものを実施する場合には、研究機関の長の許可を受けた研究計

画書の定めるところにより、モニタリング及び必要に応じて監査を実施しなければならない」ことが明記され、被験者の保護について一歩進んだ姿勢が示されている。

　しかし、GCP省令で定められたモニタリングや監査は契約の下に行われており、内容も新倫理指針とは比較にならないほど厳格である。治験では収集されるデータの信頼性が投資資金で買われ、違反した場合には罰則も存在する。また、GCP省令は医薬品医療機器法の下にあり、実施された試験が申請資料として使用できない事態も起こり得る。これにくらべれば、臨床研究はGCP調査のような外部の監視者も、罰則規定もなく、信頼性を高めるための投資資金もない。理念としてモニタリングや監査の概念が規定されたものの、その導入手順については何も整備されておらず、いわば歩みを始めたばかりの状況である。それでも、「ゼロは積み重ねても、増幅させてもゼロ」であった以前の倫理指針からみれば、これは意義ある一歩だといえる。しかも、モニタリングや監査の委託から派生する「契約」は、これらの概念の成長と厳格な運用の促進剤になる可能性がある。

6.4 変わり始めた倫理指針

　新倫理指針は、これまで本書で指摘してきた課題のいくつかを解決の方向に導くものであると考える。新倫理指針が発出されるまでの時間を逆算すると、2年前には新倫理指針の作成検討に着手していたことがわかる。

新倫理指針においても、前文の原則論をはじめ、やはり強い姿勢を示すことができていないという課題が残されているが、「第9章　その他」の「第23　見直し」では、「…施行後5年を目途としてその全般に関して検討を加えた上で、見直しを行うものとする」との記載があり、臨床研究をとり巻く状況の変化を見据え、今後も継続的に更新していくことを宣言している。これは、医薬品開発の体制には今後も整備すべき課題があることを規制当局が認識している表れでもある。

　この新倫理指針が発出されたことによって、医薬品開発における課題は、研究者をはじめ、治験や臨床研究に携わる医療関係者へと投げられた。本章でも述べたように、意識しなければ浸透までに多くの歳月を費やしてしまうことになる。新倫理指針による日本の臨床研究の変化の兆しに応えるためにも、研究活動を明日の医薬品開発につなげる取り組みが必要である。

第7章

明日の医薬品開発につなげるために

7.1 相手を知り、自分を知ることから始まる医薬品開発

　医薬品開発における役割の違いは、必然性を伴って現在の形ができあがっている。製薬企業は、利潤の追求のために、経験に裏打ちされたいくつもの無形の財産を蓄え、開発の効率を模索し、その間、学問的な広がりを切り捨ててきた。一方、大学や研究機関は、学問の広がりを追究するために、新しい刺激による新陳代謝を求め、その間、経験の蓄積という無形の財産を切り捨ててきた。

　製薬企業も大学や研究機関も、それぞれの特化のために取捨選択したことは正しいが、将来に目を向ければ、切り捨てたものについて再考することも決して無益ではないはずである。本書の主旨は冒頭でも述べたように、医薬品開発につなげる研究を否定するものではなく、むしろ、医薬品開発への道筋をつけることにある。将来のために医薬品開発の環境を整備するという規制当局の方向性は決し

て間違ったものではなく、研究を医薬品開発につなげようと考えるならば、まず欲張ることなく、「医薬品開発の視点での研究環境の理解」、「医薬品開発過程の全体像の把握」、「自らの研究の立ち位置の確認」が必要である。

日本の大学や研究機関では、多くの研究者が医薬品開発につながる研究を志し、努力を傾けている。それが無に帰さないためにも、医薬品開発に向けた的確な戦略を立てなければならない。

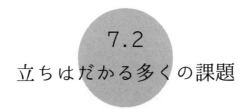

7.2 立ちはだかる多くの課題

医薬品開発における課題には、大きく分けて次の三つがある。

❶ 非臨床試験及び臨床試験（治験）に共通の課題
- 研究の商品価値を示すための知的財産の確保と特許戦略
- 医薬品研究から医薬品開発への青写真

❷ 非臨床試験を実施する際の課題
- 試験の信頼性の担保（必要とされる試験とその役割分担）
- 研究成果の所有権と契約（対立する学術報告と企業秘密）
- 研究を遂行するための契約

❸ 臨床試験（治験）を具体化するための課題
- 臨床感覚の活用と、目指すべき医師主導治験
- 治験準備に欠かせない実働部隊と、開発状況に対する理解

- 実施医療機関の長に提出すべき書類と、実務対応能力
- 治験遂行のための人材（治験実施体制の理想と現実）

　自らの医薬品研究を非臨床試験につなげることを考えるならば、特許権を確保し、医薬品開発の規制に則した的確な開発戦略を描くことが必要になる。また、治験を実施するためには、GLP等を遵守し、信頼性を担保しなければならない（GCP省令第5条）。そして、そのうえで治験実施に必要となる人材、書類、環境などの具体化という課題に挑むこととなる。

7.3 非臨床試験及び臨床試験（治験）に共通の課題

　非臨床試験、臨床試験（治験）に関係なく、自分の研究を医薬品開発につなげるためには、商品としての価値を与えることが必要である。どんな研究であれ、学問的に狭い領域での評価に留まれば、外部から見て商品価値は希薄であり、支援は得られない。外部にも見える形、納得できる形で研究をアピールするためには、特許という知的所有権によって共通の評価を得ておくべきであろう。そのうえで、自らの研究の商品価値を高めるため、外部に対して開発計画の青写真を示すことが必要である。

7.3.1 研究の商品価値を示すための知的財産の確保と特許戦略

特許戦略の目的は、知的財産を確保し、自分の研究に対外的な商品価値を与えることにある。研究の第一歩が文献検索から始まるように、まず、特許情報プラットフォーム[1]で、自分の研究に新規性があるか否かを確認する必要がある。

特許法の「目的（第1条）」と「定義（第2条）」では、次のように規定されている。

> 第1条（目的）
> この法律は、発明の保護及び利用を図ることにより、発明を奨励し、もつて産業の発達に寄与することを目的とする。
>
> 第2条（定義）
> この法律で「発明」とは、自然法則を利用した技術的思想の創作のうち高度のものをいう。

時に、作用メカニズムの発見だけで特許を取得できると考える研究者がいる。たしかに、作用メカニズムの発見には学術的な価値があるが、それは「技術的思想の創作」には当たらない（したがって、特許にはならない）。また、特許権にはビジネスモデル特許という例外があるが、原則として、具体的な技術を伴わなければならない。

医薬品開発においては、「物質特許」、「製法特許」、「製剤特許」、「用途特許」の4種が候補に挙がる。自分の研究と類似の特許申請の内容を比較して、特許の種類の選択も含めた特許戦略を固め、研究に価値を与えることを考える必要がある。類似の特許申請があっても、一点でも自分の研究に新規性があり「技術的思想の創作」であ

---

[1] https://www.j-platpat.inpit.go.jp/web/all/top/BTmTopPage

れば、その部分だけは特許権を確保できる。

　逆に、特許に関わる知見を、論文や学会などの公の場で発表してしまうと、公知とみなされ、6ヵ月で特許請求に関する権利を失ってしまうので注意しなければならない（特許法第29条（特許の要件）、第30条（発明の新規性の喪失の例外））。

　また、大学や研究機関では年度末に成果報告書の提出が要求されるが、これは公開が前提であるため、特許取得に影響を及ぼす。製薬企業の場合は、企業秘密とすることができるが、研究者の場合は、翌年度の研究支援の確保のため、成果報告書を提出せざるをえないので、報告書にどこまで書くのかを慎重に検討しなければならない。6ヵ月の猶予の間に特許申請ができず、特許請求権を失ってしまえば、研究の商品価値も失うおそれがある。

　なお、医薬品開発では、海外の特許申請の状況についても、次のサイト等を利用して調べておく必要がある。
- アメリカの特許公開情報：http://patft.uspto.gov/
- 欧州の特許情報（Espacenet）：http://worldwide.espacenet.com/

　ここまで自分自身で調査したら、知財管理に詳しい弁理士に相談する。取得を目指す特許請求の隙間を埋める防衛特許は、専門家でなければできない仕事である。製薬企業には医薬品の特許申請に長けた弁理士などの専門家がおり、特許戦略において企業の命運をかけた熾烈な知能戦をくり広げている。仮に、研究機関の知財管理部門と時間をかけて特許戦略を立てたとしても、特許の隙間を突かれ、研究の商品価値は骨抜きにされてしまうだろう（それを防ぐための専門家への委託である）。また、自分で申請状況を調査したことは決して無駄ではなく、専門家への相談料を削減できるとともに、質の高い特許戦略にもつながるといえる。

　なお、そうした専門家と特許戦略を練る際には、特許データベースも必要になる。トムソン・ロイターという世界最大の特許データ

ベース会社の「付加価値特許データベース (Derwent World Patents Index® (DWPI℠))」が有名だが、ここに調査を依頼すると、数百万円単位の契約料がかかるようである。しかし、製薬企業も特許戦略にはそれだけの価値を認めていると考えるべきである。

特許戦略にあたっては、その申請の時期も決めなければならない。特許申請だけならば、数万円の収入印紙ですむが、申請書類は明細書も含めて公開され、3年の期限が切れると特許を取得できなくなってしまう。しかし、特許を取得すると、国内だけで年間数十万円、国際特許では数百万円の維持費が必要になる。仮に研究期間が切れても、特許権確保のための維持費は毎年必要であり、研究費と特許の維持費とは別物とみなされることもある。また、特許申請を行えば、特許権に25年の賞味期限が区切られるため、製薬企業も特許申請を先のばしにする傾向がある。開発に十数年を要して製造販売承認を取得できても、わずか数年しか特許権を維持できなければ、これまでのコスト（投資）に見合う利益を回収できなくなる。それ故に製薬企業では、特許申請のタイミングを緻密に計算した戦略を練る。

つまり特許申請とは、研究の知的所有権を確保しておかなければその商品価値を得られないが、申請すれば賞味期限としてのタイム

表1 知財管理の特徴 —企業治験及び医師主導治験における比較—

企業治験	医師主導治験
●弁理士を含む、医薬品に特化した知財管理専門家による管理。 ●知財は、企業の機密文書として扱うことができる。 ●特許の維持費は必要経費。 ●特許申請の検索手順を知っている。	●治験責任者や治験協力者、または研究機関の知財管理部門による管理。 ●医薬品に特化した知財管理者はいない。 ●学会誌等での研究成果発表による研究費の獲得と、研究成果が公知となり、特許権を失うことへのジレンマ。 ●特許の維持費は研究費とはならない。 ●特許申請の検索手順の経験が少ない。

クロックが動き出すことを意味する。特許戦略についての詳細は専門書に委ねるが、特許は「申請するも地獄、しないも地獄」といった苦悩の始まりでもある。

7.3.2 医薬品研究から医薬品開発への青写真

自らの研究を医薬品開発につなげようと思えば、その全体像を把握しておかなければならない。日本では、医薬品開発における必要事項をまとめた「医薬品製造販売指針」（株式会社じほう）が出版されているほか、個々の既承認薬については、審査報告書と申請資料概要（Module 1（M1）と Module 2（M2））が公開されている（申請資料の要約が公開されている国は日本くらいである）。

❶ 医薬品開発の行程の全体像

医薬品を承認申請して認可を得るためには、行程ごとで定められた手順に従わなければならない。そのため研究者は、自分の研究が現在どの行程にあるのかを把握しておく必要がある。製薬企業の場合、部署によって役割が分担されており、自身の役割が終わると次の担当部署へと引き継がれるので、医薬品開発の行程についてあまり意識する必要はないといえるが、研究者の場合、医薬品開発の行程は意識していなければ把握することが難しい。

また、医薬品開発に賞味期限があることについては先述したとおりであり、特許を取得して10年を経ても動物実験にすら進めない研究は、製薬企業にとってほとんど魅力がない（開発費を回収できる見通しが立たない）。研究者は、自身が担当できる領域と、製薬企業に委託すべき領域の他、関わっている研究規模などの把握に努めるとともに、有望な薬物を医薬品にするためにも、自分の研究成果を未練なく他の組織に受け渡す気概も必要である。

❷個々の既承認薬の行程(審査報告書、申請資料概要)

　個々の既承認薬の行程に関しては、審査報告書と、申請資料概要がある(いずれもPMDAのウェブサイトから入手できる)。

　審査報告書とは、実際に提出された既承認薬の申請資料の審査内容を、数十頁ほどにまとめたものである(品目によっては、100頁くらいになるものもある)。特に類似薬の審査報告書では、必要と考えられた観点から審査が行われているため、規制当局に対して何を準備しなければならないかを読みとることができる。さらに、類似薬あるいは同種薬で安全性が確認されている薬物であれば、開発工程の縮小や省略の可能性が期待できる。開発工程の縮小や省略は、数千万円、場合によっては数億円の開発費が節約できるので、大きなメリットになるといえる。また、逆に無駄な試験を避けるためにも、類似薬の開発工程は把握しておかなければならない。

　さらに、審査報告書には、大学や研究機関の研究者の学術的知識を活かせるヒントも埋まっている。というのも、開発工程の縮小や省略には学術的な説明が不可欠だからである。製薬企業には、幅広い分野にわたって深い知識をもつ人材を抱えるほどの余裕はなく、大学や研究機関の研究者が、ここを拠り所に製薬企業との共同開発を考えることは、互いに有益な関係を構築できる未来につながると考える。

　また、具体的な研究計画を立てる際に参考となるのが、個々の既承認薬の申請資料概要である。

　これには、各実験工程だけでなく、薬剤の製造の工程、品質維持のための検査工程なども記載されている。大学や研究機関は、医学だけでなく、薬学、工学領域にも深い知識をもった人材が多く、開発コストを削減できる大きな潜在能力がある。しかし、彼らは個人商店のように効率の悪い研究活動を続け、有機的につながっていない現状にある。

なお、大学などでは理念だけが先行して、適材適所な人材配置も途中で頓挫する場合が多いが、製薬企業での開発工程を参考にして、具体的な青写真を提示するとともに、適材適所な人材配置も実行できるようになれば、大学の潜在能力を実際の力に変えられる可能性がある。

7.4 非臨床試験を実施する際の課題

7.4.1 試験の信頼性の担保（必要とされる試験とその役割分担）

　実際の医薬品開発においては、さまざまな課題に突き当たる。医薬品開発で非臨床の研究を行うためには、自らの研究活動がGLPやGMPの管理下で実施できることが必要となる。ところが、大学や研究機関は、医薬品の製造販売が目的ではないため、GLPやGMPの認可を受けているところは極めて少なく、また、そうした環境を整備するという意識も薄い。GLPとGMPは製品の維持・管理を目的とする規制なので、医薬品開発につながる試験には欠かせない環境である。実際、GMP管理下で製造された薬剤でなければ人体に投与することはできないし、GLPが適用される非臨床試験（p.60参照）が実施されていなければ臨床試験を実施することはできない。現在、大学や研究機関が実施する非臨床試験は、GLP適用でなくても申請資料として提出できる有効性試験がほとんどである。報道等が伝える大学発の有望物質の発見は、そのほぼすべてが

有効性試験によるものであり、そこから新薬の開発までにはさらに何年もの時間が必要となる。

製薬企業は、こうした大学や研究機関の現状をよく理解しており、有効性試験以外での共同開発、または安全性試験の委託をすることはない。GLPに対する認識が低ければ、試験結果の信頼性も乏しく、PMDAの信頼性調査に対応できない可能性がある。したがって製薬企業は、コストが多少高くても、確実に試験結果を得られるCROに委託した方が良いと考えている。製薬企業にとって、現在の大学や研究機関の位置づけは、あくまでアイデアを安く買い取る場所であって、試験の委託や試験結果の買い取りを行う場所ではない。

しかし、大学や研究機関がGLPやGMPに対する認識をもち、環境を整えれば、そこは品質の高い試験が実施できる場所となり、製薬企業にとって魅力的なものになるはずである。本来、既存の製剤に工夫を加えて治療効果を上げるという手法は、日本人が得意としてきた領域である。遺伝毒性試験やがん原性試験のように、すぐにでもできる試験は、CROでなくても大学や研究機関で受注が可能であり、それは研究の自立にもつながるといえる。

また、このような環境を整えることは、さらなる副産物を生み出す可能性をもつ。大学や研究機関は、個々の薬剤に関する医学的知識をもつ人材が豊富な場所であり、技術に関する基礎知識をもち、GLPなどの規制への理解も早い。こうした人材が、信頼性調査に耐え得る資料を作成できるとなれば、大学や研究機関は、あらゆる産業に対応できる人材育成の場にもなる。それは、大学や研究機関にとっても、製薬企業にとっても、研究者自身にとっても、非常に有益なことである。

現在、「早期・探索的臨床試験事業」や「臨床研究中核病院整備事業」によって、医薬品開発の努力が行われている。しかし、医薬品

開発には莫大な費用がかかるため、製薬企業と連携したとしても新規の医薬品の開発は難しい。しかし、環境を整備し、医薬品開発の裾野を広げることは、長い目で見ると創薬産業に地肩をつけさせ、発展させることへとつながる。

7.4.2 研究成果の所有権と契約（対立する学術報告と企業秘密）

大学や研究機関が、特許権や開発への青写真から研究の商品価値を上げ、GLPやGMPに従って試験を実施する環境を整えられれば、製薬企業も共同で開発する魅力を感じる可能性がある。製薬企業に対しては、将来の夢物語ではなく、具体性を伴った納得してもらえる開発計画を提示しなければならない。そして、共同開発や資金援助にまで辿り着けた時には、研究成果をどう扱うかについて取り決めておかなければならない。研究成果の取扱いとは、いわゆる知的成果の所有権のことであり、これがまとまらないと共同開発や資金援助も断ち切れになるおそれがある。また、研究者個人では、法律が絡む所有権の話を円滑に進めることは困難であり、GLPやGMPだけでなく、知的所有権に対処できる体制を整備する必要がある（これによって初めて、製薬企業と対等の交渉の席に着くことができる）。

製薬企業は、基本的に製造販売後の占有権を長く保持するため、試験で得られた研究成果は企業秘密にしておきたいし、先述したように医薬品の開発には賞味期限（特許期限）があるので、最短期間で開発を進めたい意向がある。

一方、大学や研究機関の研究者は、研究成果が学術的な価値を得るためには脇道の研究に逸れることも必要と考え（製薬企業は目的に向かって直線的に進む）、加えて公的機関からの支援を受けるた

めに、その副産物も含めて研究成果を発表、報告する。その点だけをみても、大学や研究機関と製薬企業には、所有権に対する考え方に違いがある。さらに、報告書や学会で発表する内容、資料の保管場所、研究成果物の管理、研究者が職場を異動した場合など、解決すべき問題が山積している。契約を成立させるためには、これらをどのように取り扱うべきか、その体制と考え方を整備しておかなければならない。

製薬企業は、所有権の取扱いについて蓄積された経験があるので、仮に問題が生じた時でも、自分たちは損をすることがないよう話を進める。しかし、大学や研究機関は所有権の取扱いには慣れておらず、研究から派生する枝葉の話には終わりがない（製薬企業にとっては、「たら」、「れば」が多すぎるように感じられてしまう）。そのため、所有権といった種類の話には「ためらい」が生じる。また、仮に支援を受けてもイニシアチブは製薬企業にあり、ただでさえ不利な要素ばかりの中、後手に回っていたら、いつまでも対等な話などできるものではない。

大学や研究機関が対等の契約交渉を行うためには、この種の話にくわしい人材を揃える必要がある。製薬企業は数億円単位の巨大な資金を動かし、その重みを理解したうえで共同研究や資金援助を申し出てくる。したがって、大学や研究機関も総力を上げて製薬企業と向き合う体制を整備しなければならない。

7.4.3　研究を遂行するための契約

「契約とは、法的な効力を生じる約束」と定義される。つまり契約は、第三者から見ても逃れることのできない約束である。契約に至れば、法律に疎いという言い訳は許されない。

製薬企業の経営者は、文章の伝わり方を極める人文社会系の学問

領域にあり、医薬品開発担当者とは住み分けを行っている。言葉の定義と、その解釈が絡む契約は、人文社会系の領域の者が判断していく。しかし、医薬品の研究者は自然の摂理や法則の中に住み、結果の積み重ねから真理を追究するので、言葉の定義にこだわることはほとんどない。

　大学や研究機関の研究者たちが、製薬企業やCROの百戦錬磨の担当者と張り合っても、到底かなうわけがない。契約交渉は、助詞を一つ置き換えるだけで金の流れが億単位で変わる緊張状態の中、行われる。当然ながら経験の浅い者にできることではないが、大学や研究機関においては、この領域の専門家である事務系の職員がいる（彼らはいつも規制当局と似たようなやりとりをしている）。とはいえ、研究者は、研究に直接携わらない同じ職場の人間を見下すことがある（そのような環境では、彼らのモチベーションも上がらないだろう）。

　組織とは、それぞれの職制の下、それぞれの人が得意な分野においてその能力を発揮するものである。研究者もそうした人たちに敬意を払い、契約交渉を見守ることが大切である。

　また、大学及び研究機関と製薬企業では、制度にも違いがあり、決済方法はその代表例といえるが、金銭のトラブルは事態を悪化させ、両者の間に深い溝を作る要因となる。例えば、製薬企業やCROでは、年度末決済はあるものの、繰り越しが発生することもめずらしくない。しかし、大学や研究機関は、公的な研究費で運営されており、原則として決済は単年度で完了しなければならない。ここに派遣契約の職員の雇用が絡むと、どちらも譲れない事態が起こり得る（その職員の生活が関係してくるからである）。厳密に言えば、双方の担当者間では状況を理解できても、これが書類に代わると理解が得られなくなるのである。加えて裁量権にも違いがある。大学や研究機関では研究代表者に裁量権があることがほとんど

だが、製薬企業においては経営幹部に最終的な裁量権(意思決定権)があり、担当者の裁量権は小さい。もともと別の世界で活動していた者同士が、協力して新しいものを生み出そうとしているのであるから、言語も生活習慣も異なる者同士の共同生活であると考えなければならない。そして、異文化間交流ともいえる状況で研究を遂行するためには、こうした契約についても適格な人材に援助を請い、製薬企業からの円滑な支援が受けられる体制を備える必要がある。

7.5 臨床試験(治験)を具体化するための課題

　製薬企業ではこれまで述べてきた課題を、多くの部門で受け渡しつつ開発を進めていく。ここまででも気の遠くなるような課題を解決してきていることをふまえると、一人の研究者が臨床試験(治験)にまで関わるのは不可能に近い。そのため、医薬品開発において非臨床試験と臨床試験(治験)は別物として整理した方が良いと考える。臨床試験(治験)の実施とは、非臨床試験での課題を克服してきた薬物が存在することを意味しており、治験責任医師は、実施までの準備を整えた人々への敬意と覚悟をもって臨床試験(治験)に臨まなければならない。

　自身の研究を、承認申請を見据えた医薬品開発につなげるには、先述したように製薬企業の支援が不可欠である。そのためには、製薬企業と大学や研究機関の「特徴」の違いを理解しておく必要がある。表2は、その特徴を比較したものであり、臨床試験(治験)の

表2 製薬企業、大学及び研究機関の特徴

項目	製薬企業	大学・研究機関
特許戦略	●アイデアが不足。 ●申請と戦略における経験は豊富。	●アイデアは豊富。 ●申請と戦略の経験が乏しい。
開発経験	●開発段階(過程)ごとの経験は豊富。	●経験者は少ないものの、全体を見わたせる者はいる。
開発手続き	●各種書類(手順書等)のひな型をもち、手続きも効率的。	●手探り状態から始まるため、効率は悪い。
薬剤に対する学問的知識	●一般的知識に強い。	●特化した知識に強い。
人材の特徴	●医薬品開発に特化。 ●応用からの学術的発展は難しい。	●潜在性がある。 ●学術的に幅広く展開可能。
人材の絶対量	●余裕はない。	●豊富。
臨床現場の知識	●ほとんどない。	●豊富。

実施は、この違いを認めることから始まる。

7.5.1 臨床感覚の活用と、目指すべき医師主導治験

大学や研究機関は、資本力、設備、人材、経験といったあらゆる面で製薬企業にはかなわないが、それ故治験を断念するのかといえばそうではない。製薬企業は臨床現場に入ることができないため、大学や研究機関はその強みを活かすことができる。既承認薬における効能拡大の開発を目指すことは、製薬企業や臨床現場だけでなく、患者にも有益なことである。

例えば、アスピリンは鎮静剤として1897年に開発された。ところが、アスピリンに血小板凝集抑制作用のあることが発見されたのは70年後の1967年である。しかも、日本において抗血小板剤と

して新しく適応承認を受けたのは2000年になってからであり、それまでは適応外使用されていた。また、催奇形性を有することから長らく発売が中止されていたサリドマイドに抗炎症作用や血管新生抑制作用のあることが発見されたのは1990年代のことである。サリドマイドは日本でも2008年10月に、開発当初の効果(催眠・鎮静作用)とは異なる効能・効果(再発または難治性の多発性骨髄腫、らい性結節性紅斑)で新たに承認を受けている。最近では、B型肝炎治療薬のプロパゲルマニウムが、がん転移を抑制するということが報告されている(Journal of Clinical Investigation, 2015)。

このように、既承認薬の中にもいまだに知られていない効果を有する薬剤が埋もれている可能性は高く、患者のためにも、大学や研究機関、臨床現場で働く医療従事者のためにも、こうした臨床現場の視点による薬剤の適応について、洞察力を活かした医薬品開発を目指すことは重要である。

既承認の医薬品に着眼することは、次の点において有利であるといえる。

- 新たな疾患に既承認の薬剤を適応する場合でも、同じ用法・用量であれば、開発の際にGCP省令第5条「被験薬の品質、毒性及び薬理作用に関する試験を終了していること」(非臨床試験を終了していること)の規定を軽減できる可能性が高い。
- 被験者の安全性を保障できれば、短期間で臨床試験(治験)への道が開ける。
- 副作用の予想がつけやすい(これは研究者にとって大きな意味をもつ。また、医師主導治験の本来の狙いであると考える)。
- 製薬企業にとって、効能の拡大は販路の拡大につながる。
- 再審査期間終了後にジェネリック医薬品が上市されても、差別化を図ることができる。

当然ながら、製薬企業の支援を受けながら医師主導治験を行うに

は、製薬企業にその利点を提示できなければならない。医師主導治験の利点としては、まず、企業治験よりも低コスト、もしくは高品質であることが挙げられる。大学や研究機関は、幅広い医学知識を活かして有効性と安全性を説明することにより、少ない被験者での治験実施について可能性をもつ。治験では1症例あたり、最低でも数百万円のコストがかかるため、症例数を少なくできるということは、数千万円単位のコスト削減につながる。また、大学や研究機関は、医学知識を駆使して、異なる視点からのデータを収集し、薬剤の特性を際立たせることに長けている。これまでにない視点で、薬剤の強みを示すことができれば、承認審査においても受け入れられやすいと考える。

これらの強みによって製薬企業にもメリットがあることを示せば、支援を得られる可能性も高くなり、治験実施計画書や各種手順書も、製薬企業が所有する当該医薬品の資料を利用できるので、治験責任医師にとってもそのメリットは大きい。

7.5.2 治験準備に欠かせない実働部隊と、開発状況に対する理解

製薬企業からの支援が得られ、治験実施の目途が立ったとしても、医療現場では自ら切り拓いていかなければならない多くの課題がある。医師主導治験は、「自ら」が「自ら」に治験を依頼するものであり、作成される資料には厳格な信頼性が求められ、治験実施計画書をはじめ、各種手順書にも高い完成度が要求される。なお、先述したように、医師主導治験で準拠しなければならない規制は倫理指針ではなく、GCP省令である(それは新倫理指針においても同様である)。

製薬企業は長い年月をかけて書類のひな形を作り、複数の者が役

割を分担してその書類を完成させていく。開発担当者らも、自分が会社の動力源であり、社員の命運にかかわる重要な仕事を任されているとの自負をもっている。その自負が、製薬企業と開発担当者との間に共通認識として培われていく。製薬企業も、彼らが貴重な人的財産であることを知っているので、多少コストがかかったとしても簡単に手放すことはない。

しかし、ほとんどの医療従事者は、治験と臨床研究の区別ができない。また、緻密に練られた書類を準備できる者もほとんど見当たらず、医師主導治験を目指す医師自身、治験に対応できる人材を見極められるほどの経験がない。その原因の一つは、大学や研究機関の運営者、治験企画者[2]が、製薬企業がもつ知識や経験を貴重な無形の財産と見ていないことにある。残念ながら、これらに接する機会がない治験責任医師にもこの財産は見えていない。それどころか彼らの多くは、自分たちの組織には優秀な人材がいるので、やる気と体力さえあれば論文と同じ感覚で簡単に治験が実施できると考えている。その結果、治験企画者は実質治験責任医師[2]に、実質治験責任医師は若くて有能な職員（治験支援者）に、治験の準備を丸投げする事態が起こる。治験支援者らは、治験の準備を無給残業で一から十まで独力で調べ上げ、必要な書類を作成していく。たしかに、有能な治験支援者が寝る間も惜しんで書類作成に挑めば、企業治験のそれとは比較にならないものの、なんとか目的を達成することはできる。しかし、実質治験責任医師にも治験企画者にも、彼らの努力の価値がわからないため、治験支援者が期待した評価は得られない。治験支援者は将来のために得るものもなく、自らの仕事に

---

2) 医師主導治験では実質的に、自身の研究の治験を実施したい治験責任医師（いわゆる名目上の治験責任医師。以下、治験企画者という）と、実務を取り仕切る治験責任医師（以下、実質治験責任医師という）の2者が存在する（職務の性格上、「治験責任医師」という画一的な表現では説明が難しい場合、「治験企画者」及び「実質治験責任医師」との表記とした）。

対する達成感もないままに燃え尽きてしまう。日本中を見回しても、若い実働部隊となる治験支援者が育っていないことが、その事実を物語っている。

　まれに、そうした製薬企業の無形の財産をもった人材が、定年退職後に大学や研究機関に再雇用されることがある。大学や研究機関にとっては「幸運」ともいえる状況であるが、残念ながらそれが活かされている光景はなかなか見受けられない。大学や研究機関の運営者たちが、彼らがもつ財産の価値も、活用の方法もよくわからないからである。また、彼らも自分たちの人的価値が製薬企業の環境の中でこそ発揮されることに気づいていない。結局、製薬企業とは異なる環境では、彼らには窮屈さと不満だけが残り、周囲においても期待した分だけの失望が残るが、おそらくこの帰結は必然であると考える。

　このような状況に対して、大学や研究機関の運営者や治験企画者が最後に考えることは、治験支援企業（CROやSMO）への委託である。しかし、行政も含め、大学や研究機関の人々は、医薬品の開発費の規模を理解していないようにみえる。大学や研究機関に配分される研究費は、人件費を含まないとはいえ、製薬企業の開発資金よりも一桁ないし二桁は少ない。そのため、治験支援企業の契約金を聞いた途端、金で解決する話は振り出しに戻る。結局、周囲を見わたせば薄給の若い治験支援者だけがそこにいる。気の毒なことに、彼らは任期付き雇用の場合が多く、契約繰り越しの保障がない中、「われわれにはお金がない。この治験ができなければ、お前の仕事もなくなる」という言葉とともに、治験支援者へ仕事が丸投げされる構図だけが残る。それでも医師主導治験は推進され続けているのだから、大学や研究機関の運営者や治験企画者の青写真が、治験現場の実情とどれだけ乖離しているのかがわかる。

　どの世界にもいえることであるが、製薬企業であれ、大学や研究

機関であれ、事業の原動力は中枢となる上層部ではなく、活力ある若い実働部隊である。大学や研究機関の運営者や治験企画者は、実働部隊の存在意義に対する認識を改めなければ医薬品開発は実現できない。たしかに大学や研究機関には、若い潜在能力をもつ人材、製薬企業での貴重な開発経験をもつ人材、医学に深い知識をもつ人材がいて、それらを活かせる環境もある。しかし、彼らはいわばプログラム・ソフトがインストールされていない高性能のパソコンと同じである。活用できるプログラム・ソフトとは、製薬企業がもつ無形の財産であるが、これらの優秀な人材にインストールせず、その結果実働部隊を育成できないため、上層部の理念は空回りし、若い治験支援者は燃え尽きて行く。

　人材もいない、環境も整備されていない、自身の経験も少ないといった状況で、研究者が、多くの失敗や困難を乗り越えてきた製薬企業と同じ席に着き、治験を実施しようと考えること自体、筋が通っていないようにも思われる。本気で医師主導治験を実施したいというのであれば、自分の隣にいる若い有能な治験支援者に対して謙虚であることが求められる。その時に初めて、若い人材の潜在性を見る目が開かれるであろう。

7.5.3　実施医療機関の長に提出すべき書類と、実務対応能力

　治験企画者及び実質治験責任医師が、手足となる治験支援者の目途を立てることができたら、次は治験実施計画書などの各種の書類作成が待っている。医師主導治験では、治験届よりも先に、これらの書類が治験審査委員会で承認される必要がある。その中でも治験実施計画書は治験の法律であって、最後まで影響を与えるものなので、現状をふまえつつ緻密に作成する必要がある。

❶ 治験実施計画書、治験薬概要書、同意・説明文書

　治験では、実施医療機関の長に治験実施のための書類を一式提出することとされている。これらの書類は治験を実施する際の法律であるため、作成にあたっては一言一句に細心の注意を払わなければならない。ところが、実質治験責任医師あるいは治験支援者は、これらの書類の作成手順もわからないまま作成に取り組んでいる現状があり、また、仮に修正があっても簡単なものですむと考えている。しかし、治験審査委員会は、企業治験と同様の感覚で文章表現の一言一句を検討して指摘を行うので、治験に熟知した者の指導がなければ、これらの書類の準備には最低でも1年はかかることを覚悟しなければならない。

　最近では、全国の治験推進センターからこれらの書類のひな形や、作成手順のフローチャートが公開されているが、最も効率の良い方法は、製薬企業の治験経験者から教えを請うことである。また、製薬企業から過去の治験実施計画書や治験薬概要書を提供してもらうことも考えられる。こうした製薬企業からの支援が得られない場合は、他の研究機関の治験経験者から作成時の経験と手順を尋ねる方法もある。どの方法であれ、独力で書類を作成するよりも、書類の質の向上と時間の削減を図ることができる。

　もちろん相談するからには、礼儀として最低限の知識も備えておかなければならない。先述したWHOのInternational Clinical Trial Registry Platform Search Portal[3]や、国立保健科学院の臨床研究(試験)情報検索サイト[4]、あるいは、審査報告書及び類薬の申請資料を参考に、開発の青写真を作成しておかなければならない（他の研究機関の治験経験者は、今以上に困難な中で治験を実施し

---

3) p.123参照

4) http://rctportal.niph.go.jp/

てきたのだから、それに対する敬意でもある)。

　こうして書類が作成され、実施医療機関の長に提出されたとしても、それは登山でいえば装備品を準備しただけである。大学や研究機関が設置する治験推進センターのほとんどは、企業治験の実施のため、または研究費獲得のためにあり、医師主導治験を支援できる能力はもっていない。実際、これらの施設で過去に医師主導治験を実施した経験のあるところは数えるほどしかない。つまり医師主導治験は、すべての人が手探りで計画を進めている状態にあり、治験を企画する者を中心に世界が回っているわけではない。

❷ 各種業務手順書(SOP)

　治験の実施にあたっては、各種の業務に関する手順書を作成しておかなければならない。手順書には、実施医療機関が準備するもの(いわゆるSOPと呼ばれる標準業務手順書)と、治験実施者が準備するもの(治験薬の取扱い等、個別の事項に関する手順書)がある。本来、治験薬の取扱いに関する手順書(治験薬管理手順書)については、治験責任医師が自ら作成すべきものといえるが、ほとんどの場合、薬学系の若い治験支援者が手探りで作成している。これらの書類は治験実施計画書や同意説明文書のように治験届の前に提出することは定められていないが、治験審査委員会には内容を提示できる準備をしておかなければならない。

　また、治験薬管理手順書は、医師主導治験独自の規定(GCP省令第26条の2「治験薬の管理」)であるため、製薬企業からの助言を得ることが難しい。実際のところ、治験開始後に誤りや、治験の進行に支障をきたす問題が見つかることもある。仮に修正が必要と判断された場合、被験者への同意の説明をやり直す事態も起こり得る。治験薬の管理に限らず、手順書の修正は治験開始時期の先送りや、実施期間の延長につながり、煩雑な作業を余儀なくされる。

治験企画者もしくは実質治験責任医師が、若い治験支援者を育てていくことも医師主導治験の役目の一つである。彼らは日本の創薬産業の将来を支える貴重な人材であり、若い治験支援者を育て、裾野を広げて行くことは治験責任医師の責務でもある（治験責任医師は、治験支援者とともに手順書を作成した方が良いといえる）。

❸ 研究機関及び治験審査委員会の対応能力

　治験審査委員会では、各種手順書、被験者への保険契約、モニタリング及び監査の適切性についても審査しなければならない。企業治験では、ほぼ完成された書類が提出されるため問題は起きにくいが、医師主導治験では、被験者の安全確保をはじめ、モニタリングや監査を含む手順書から試験記録の信頼性の担保までを治験に不慣れな者が行っており、入念な審査が必要になる。企業治験の場合より、治験審査委員会の存在意義は圧倒的に大きくなるわけだが、治験を実施する研究機関と治験審査委員会には、それに対処できる能力が求められる。

　治験に関する規制について疎いのは、治験責任医師だけに限ったことではない。治験審査委員会においても、「治験」との意識で審査にあたっている者は少なく、また、医師主導治験と企業治験の違いを整理できている者となるとほとんどいないことは容易に想像できる。第4章でも述べたとおり、実施医療機関の長には治験審査委員会のメンバーを教育する責務はない。委員それぞれが、実施医療機関の長との対等な契約関係の中で、刻々と変化する治験の規制や環境を自ら把握し、審査にあたらなければならない。大学や研究機関が自らの研究を医薬品開発につなげていくためには、治験審査委員にも的確な審査を行ってもらう必要がある。

　この状況は実施医療機関の長についても当てはまる。本来、実施医療機関の長には、GCPを理解し、適切な指示を与える責務があ

るが、医療崩壊と激変する医療環境の中にあっては治験だけに関わっている余裕はない。これを肩代わりして現場での対応にあたるのが、治験事務局の責任者であるが、治験件数の増加や多様化する審査によってそれもままならない。医師主導治験の審査は、真面目に審査しようとすればするほど進まなくなる。おそらく、複数の実施医療機関が役割を分担し、効率良く医薬品開発に専念できる環境を整備する時期にきているといえる。

❹ より高度な対応が求められる治験事務局

GCP省令では、治験事務局の常設と専任の従事者の設置が規定されている。治験事務局の業務というと、治験審査委員会の開催準備がまず思い浮かぶが、その他にも次のような多くの業務がある。

✤ 治験審査委員会に関する業務
- 審査書類の作成及び確認
- 副作用等報告の書類作成と審議後の取扱い
- 議事録の作成と公開

✤ 治験依頼者に関する業務
- ヒアリングに向けての対応
- 治験の契約・申請に係る業務
- 治験の継続に係る業務
- モニタリング及び監査の手続きと立会い
- 記録の保管、管理に関する業務

✤ 治験薬の管理・取扱いに関する業務

現在、治験件数の増加に加えて、GCP等の規制が浸透したこともあり、治験事務局はパート職員などを雇い、ギリギリの状況で業務を行っている。それにもかかわらず、臨床現場とは異なる職種であるため、他の職員からの理解は乏しいようである。

しかし、過去の治験に関する各種書類や、多くの情報の集まる場

所が治験事務局である。治験だけではなく、臨床研究全般の質の向上は、治験事務局の働きにかかっているといえる。そのためにも、治験事務局に集まる情報を整理する時間が必要となる。治験事務局自身は、筆者がここまでに述べてきた「歪み」や「隙間」の存在を十分に理解しており、そうした課題に対応できないことに苛立ちを感じつつも、治験に携わる者それぞれに適した情報を提供できる潜在能力をもっている。実質治験責任医師は、病棟や被験者に目を奪われがちになるが、治験事務局との関係を良好なものとし、負担を軽減していくことも治験を円滑に進めるうえで重要だといえる。

　残念ながら現在の治験事務局は医療機関に属しており、独立した組織ではない。しかし近い将来、治験事務局同士で情報交換を行い、ネットワークを構築することができれば、治験環境のさらなる向上が期待できる。それは、被験者の安全確保にもつながるものであると考える。

7.5.4 治験遂行のための人材（治験実施体制の理想と現実）

　実質治験責任医師は、治験スタッフの関係にも気を配らなければならない。治験スタッフ間の関係のねじれは、治験自体の質の低下を招くとともに、被験者の安全を脅かす原因にもなる。

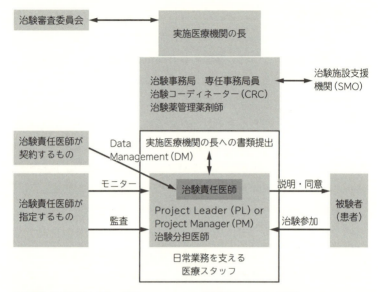

図 治験責任医師と治験スタッフとの関係（第5章図4再掲）

❶治験企画者（名目上の治験責任医師）

残念なことに、日本では対外的に知名度の高い人物を治験責任医師とした方が、研究費を獲得しやすい。治験企画者は、治験の企画全体を取り仕切る優れた能力をもっているが、被験者の安全確保や記録の管理、信頼性の担保といった細かい規定までには手が回らない。したがって、実際に治験を実施する実質治験責任医師が置かれることが多い。

❷実質治験責任医師、PL（Project Leader）、PM（Project Manager）

治験の現場責任者として、実質治験責任医師やPL、PMと呼ばれる役職が置かれることがある。PLやPMの役割には、実質治験責

任医師自身があたることもあれば、PLまたはPMのポストを新たに設けることもある。彼らは治験企画者に代わって治験を取り仕切るが、企業秘密や特許が関係するうえに、報告書の署名も治験企画者が行うため、自らの業績にはなり難いという損な役回りである。責務が重い割には得られるものがないので、モチベーションが上がらない（それでなくても医師主導治験の責務は企業治験以上に重い）。当然ながら、自ら進んで引き受けようという者は少なく、必然的に頼みやすく、断り切れない人、組織としての危機感を見過ごせない人に任せられる（この状況は、治験の遂行に少なからず影響を与える）。

❸ CRC（Clinical Research Coordinator：治験コーディネーター、臨床研究コーディネーター）

治験現場において、実質治験責任医師やPL、PMを支えるのがCRCである。研究機関内部にある治験推進センターのスタッフが担当することもあれば、外部委託することもある。CRCは社会的にも認知された職種であり、ある程度の講習や訓練を受けている。また、治験に対して真摯に取り組む意欲をもっている。しかし、CRCの意欲が高ければ高いほど、実質治験責任医師やPL、PMとの間に温度差が生じやすい。

表3 実質治験責任医師、PL、PMとCRCに期待される役割

1. 治験準備段階	①治験実施計画書の内容の理解、把握、周知。 ※対象者は当該治験従事者及び関係者（治験責任医師、治験分担医師、看護師、臨床検査技師、薬剤師、モニター、治験事務局担当者等）。 ●治験実施前に要約の資料を作成。 ●治験の概要や検査項目、日程、禁止事項に対する共通認識の形成。 ②治験に伴う物品の手配とその管理者の指名。
2. 被験者への対応	①被験者の募集と、応募者へのスクリーニングの説明。 ②インフォームド・コンセントへの立会い。 ③治験参加者の来院確認、治験薬の服薬管理、残薬回収、治験実施計画書の遵守の確認、経過観察と服薬指導、被験者の相談窓口、治験終了後の追跡。
3. 医師や医療現場への支援	①治験責任医師の書類作成サポート。 ②医師以外の現場スタッフの調整。 ●治験薬の管理（薬剤師）、検査項目の確認や検査スケジュールの調整（臨床検査技師）、画像診断やフィルムの取扱い（放射線技師）、被験者来院時の対応（受付）、被験者の病状への対応（看護師）、治験関連文書の管理方法（治験事務局）、被験者への補償や費用負担（医事課）など。
4. 治験依頼者（製薬企業やモニター）への対応～治験終了まで	①治験依頼者側の担当者との緊密な打ち合わせ。 ②モニタリング対応（治験実施中）。 ●書類準備及び原資料閲覧（SDV）への対応。 ③有害事象対応。 ●治験終了後の総括報告書作成への助言。

❹ 治験分担医師、治験協力医師と医療スタッフ

　治験は、日常の診療業務を支える病棟スタッフと、何よりも治験協力医師の力が必要である。治験協力医師は被験者を日々診察し、カルテ（いわゆる原資料）にその状態を記録する。治験では、記録の信頼性が重要であり、これを損なうとGCP違反につながる。また、症例報告書の作成には、ある程度の訓練と慣れを必要とするが、作成に協力したからといっても給料はもとより、得られるもの

が何もないため、モチベーションも上がらない。

しかしCRCは、記録の信頼性に影響を及ぼす齟齬を確認すると、治験分担医師または治験協力医師に伝え、訂正を要求しなければならない。これは日常診療で疲労困憊した医師らにとっては苦痛なものであり、CRCにとっても気の進まないものである。この時、記録の齟齬の原因が他の医療スタッフのミスであることがわかると、呼び出された医師の機嫌は悪くなり、その後は医療スタッフとの間に日々一触即発の緊張感が流れる。やがて、緊張感は負のスパイラルを生み、GCP違反を生む事態となる。治験では、そうした緊張感を解く潤滑油的な医療スタッフの存在も欠かせない。

❺治験支援者（治験実働部隊）

治験では、医療スタッフ以外にも、書類の作成や整理を行う実務担当者が必要になる。その領域は書類の作成だけでなく、契約から会議進行のための調整役と多岐にわたる。彼らなくして治験の成功はないともいえるが、期限付き雇用の場合が多く、通常より弱い立場に置かれている。資金の絶対量が少ない大学や研究機関では、彼らを安い雇用契約で雇おうとする傾向がある。もちろん、彼らがその要求を断れる立場にはなく、燃え尽きるまで使い捨てられることとなる。

彼らは、明日の日本の創薬産業を担う貴重な人材である。人材を育て、増やしていくことは、治験に携わる者すべての責務であると考える。

❻モニタリングと監査

治験責任医師はモニターと監査担当者を指名しなければならない。モニタリングや監査の役割については先述したが、指名にあたっては、利害関係のない外部に委託する必要がある。

しかし、治験責任医師には委託先も、委託料の相場もわからない。治験には不可欠なモニタリングと監査が予想外の出費であれば、他の部分を節約しなければならず、結果として治験の質が低下する。

特に関わり方が難しいのが、モニタリングである。治験では、モニタリングや監査における指摘はすべて記録に残さなければならないが、実際の医療現場で治験と通常診療を二分することは難しい。本来、グレーゾーンであってもすべて記録に残す必要があるものの、それを疲れ切った医療スタッフに要求することにはためらいもある。この葛藤はGCP違反に直結するおそれもあるだけに、治験責任医師には精神的ストレスがかかり、治験の進行にも影響を与える。

❼ データ管理者(Data Management：DM)、解析担当者

得られた治験データの管理にもスタッフが必要となる。特に対照群が設定される場合では盲検性の関係上、データ管理の担当者は治験に関われないこともある。DMや解析は、医療関係者以外の者が担当することがほとんどである。部外者となれば、情報の提供は制限され、症例報告書のデータも、モニターを通じてあらかじめ計画された治験デザインの情報だけが提供されることになる。しかし、データやアプリケーションの管理はDMにしかわからない方法で行われており、気づかないうちに被験者の個人情報がDMに閲覧される危険がある。GCP省令では、個人情報である症例報告書の管理は治験責任医師の責務と規定しているが、残念ながら具体的な方法や運用については定められていない。

複雑なデータの取扱いは、それぞれのモラルに委ねられている要素が多いが、GCPの主旨からいえば、DMが症例報告書に問題や疑義を感じた場合、問い合わせの文書を作成してモニターにフィード

バックし、実施医療機関に再調査・再回収を依頼することになると考えられる。しかし、そのような煩雑な手続きの事例は確認されておらず、前段階で内部処理されていると思われる。

7.6 困難を乗り越えた証の総括報告書

　治験が終了する時、そこにはさまざまな困難と、多くの関係者の協力が存在する。ここまでたどりつけた実質治験責任医師は感無量であろう。しかし、治験は承認申請の資料収集を目的とした臨床試験であり、承認申請のための総括報告書を作成しなければならない。

　日本では、医師主導治験を取り仕切ったことのある者は少ない。その経験は実施医療機関だけでなく、日本の医薬品開発にとっても貴重な財産であるといえる。そして、他の医療機関から助言を求められた時、自身の経験を的確に伝えていくことが重要である。総括報告書は治験責任医師の自負をもって作成されるものであり、新たな医薬品開発につなげるためのものでもある。

7.7 日本の創薬産業の将来に向けて

7.7.1 臨床試験を具体化する際の課題

難病や希少疾病の治療薬の治験、あるいは臨床研究を実施する場合、複数の実施医療機関に協力を求めざるをえない。しかし、治験関連資料の審査は実施医療機関ごとで行われており、一元化は進んでいない。また、今や治験は医療機関の重要な収入源となっているため、利害関係など、解決しなければならない問題も多いようである。

仮に審査の一元化が進んだとしても、門を開けて待っているだけでは希少疾病の患者は集まってこない。小児治験ネットワークが先駆的な試み[5]を開始しているが、希少疾病の患者データを数多く集めるためには、あらかじめ複数の医療機関が統一の治験実施計画書を準備し、患者が来院した場合に備えておく必要がある。そして、これらの医療機関が日頃からGCPの概念の浸透を図り、質の高い臨床研究を行うことができれば、収集された資料が医薬品開発につながる可能性も高くなる。

海外では、未承認薬の使用（Compassionate Use：コンパッショネート・ユース）を認めている国がある。これは、治験と臨床研究が、統一されたICH-GCPに則って実施されているからこそ実現可

---

5) 小児治験実施医療機関をネットワーク化させることにより、治験や臨床試験の質とスピードを向上させ、小児用医薬品の早期開発を目指す取組み。

能だと考える。日本は、治験と臨床研究を切り分けるダブル・スタンダードであり、これまで未承認薬を特別に使用できる環境の整備は難しかったが、新倫理指針によって治験と臨床研究の距離を縮めるための足掛かりが作られた。今後はこの距離をさらに縮め、未承認薬使用への自由度を高める努力をしていかなければならない。

7.7.2 実働部隊となる人材の育成と体制作り

　GCP省令が公布されてから約20年の歳月が流れた。最近になってようやく、大学や研究機関にもGCP、GLP、GMPという言葉が浸透し始めた。多くの医療機関には治験推進センターが設置され、治験実施数は確実に増加している。加えて、GCP違反の件数が年ごとに減少していることをふまえると、治験の質は確実に向上していることがわかる。

　大学や研究機関が医師主導治験を推進し、医薬品開発に向けた環境を整備していくためには、治験の実施を支える若い実働部隊の育成が必要である。実働部隊が増えれば、医薬品開発をとり巻く環境が大きく改善されると考える。

　若い有能な治験支援者、すなわち治験の実務を行う実働部隊の育成は、状況を考えれば難しいことではない。大学や研究機関には有能な人材が豊富におり、社会にはこれらの人材を指導できる製薬企業の開発経験者も増加している。つまり、大学や研究機関の経営陣及び治験企画者が、製薬企業がもつ無形の財産の価値を認め、若い人材と結びつけることができれば、育成条件の一つは満たされる。また、大学のさまざまな領域の人材（文系、理系を問わず）を有機的につなぐ視点をもてば、人材の幅はさらに広がっていく。そこに医師主導治験の経験を活かすための人材交流を行えば、実務の効率は飛躍的に向上する。

しかし、これを個々の自主性に任せていては、一つの力にはなりえない。これらを束ねる求心力には、情報を集約した治験情報センターがその役割を果たし得る。支援元の企業秘密にかかわる事項はあるものの、全国で実施された治験の書類を集約しているので、類似の薬剤における新しい医師主導治験の資料のひな形として活用できれば、治験準備までの時間は大幅に短縮されるだろう。西に情報や経験を求める者がいて、東にこれを提供できる者がいれば、どちらか一方が必要な場所に移動すれば良い。そして、その橋渡しをする組織ができれば、多くの課題が解決の方向へと動き出す。

　人材はつながれば厚みと膨らみを増す。無形の財産は分かち合えばさらに増える。それぞれの人材の有機的なつながりは、一度動き始めればやがて自己増殖を始めるだろう。そうなれば5年先、10年先には日本の創薬産業を基礎から支える大きな力が生まれる。医薬品開発に携わるすべての人たちが、将来に向けたそういうビジョンをもつことが、日本の医薬品開発の源になると考える。

あとがきに代えて

　ここまで、医薬品開発をとり巻く環境を、歴史的背景と規制を通して見てきた。臨床研究に関する倫理指針も、GCP省令も、そして医師主導治験も、それぞれに理由があって現在に至っている。本書では、その三者の間に規制のダブル・スタンダードや自主管理など、複雑な要素が絡み合っているという状況を述べてきた。

　しかし、本当のところそんなに複雑なものなのであろうか？　実は、筆者はそのようには考えていない。これまでに述べてきたことを被験者の視点から見直してほしい。凄惨な歴史も、その後の被験者の人権の侵害も、社会的に自我が確立されていない状況の中で起きている。自我が確立されていない者に対しては、どこかに見下す心が生まれる。被験者の保護とは、弱者の存在を認めた考え方である。しかし、謙虚に被験者を対等の立場から見直すと、実は当たり前のことなのである。

　謙虚に患者と接することの重要性は、四千年前の「ヒポクラテスの誓い」の中に見ることができる。

- 自身の能力と判断に従って、患者に利すると思う治療法を選択し、害と知る治療法を決して選択しない。
- どんな家を訪れる時もそこの自由人と奴隷の相違を問わず、不正を犯すことなく、医術を行う。

　凄惨な人体実験が行われるよりはるか遠い時代に、このようなことを指摘していたヒポクラテスは、やはり歴史に名を残す偉人である。

謙虚に被験者と対等の立場にあれば、大半の医療事故は防ぐことができる。もし、治験責任医師がこのような理想的な状態であれば、倫理審査委員会も治験審査委員会も、必要悪でしかないのかもしれない。それが究極の医師と患者の関係のあり方なのであろう。

　治験などによって資料がまとめられ、やがて薬物は新規の薬剤として承認申請される。承認申請は自然科学の領域で開発したものに、社会的価値をつける通過儀礼という見方ができる。本書の中でも一文だけ無意識のうちに書いていたことに気づき、筆者自身が驚いた。通過儀礼は、人文社会の領域に住む人々の手で行われるので、自然科学の領域で作成された申請資料は、人文社会の領域に住む人々が理解できるよう、説明に手を加えなければならない。こうしてできたものが審査報告書である。いつの日かそのことも何らかの形にしたいと思うが、筆者は怠け者なので、予告だけをして本書を終えることにする。

　最後に、これまでに出会い、さまざまな経験を与えてくれた一人ひとりに、中でも、私にこの世界への興味を持たせてくれた故 藤井俊志先生、そして、こんな怠け者の私を執筆へと導いてくれた桒原健先生に深く感謝の意を表したい。また、音楽が編曲によってより洗練されていくように、本書の編集・出版に協力いただいた薬事日報社の諸氏に厚くお礼申し上げる。

牧江　俊雄

牧江　俊雄（まきえ としお）

医学博士
1960年　和歌山県に生まれる
1984年　北海道大学理学部地球物理学科卒業
1992年　山口大学医学部卒業

主な経歴
九州大学病院心療内科入局
九州大学病院医療情報部（現 メディカル・インフォメーションセンター）
Medical Univ. of South Carolina（留学）
独立行政法人国立病院機構大阪医療センター　免疫感染症科
独立行政法人医薬品医療機器総合機構　新薬審査第一部　主任専門員
大阪大学大学院医学研究科　早期・探索的臨床試験拠点　特任教授
成田空港検疫所　情報管理室室長（現職）

被験者の人権と臨床研究・治験
～そして、GCPと新たな倫理指針～

2015年11月25日　第1刷発行

著者　牧江　俊雄

発行　株式会社薬事日報社
　　　〒101-8648　東京都千代田区神田和泉町1番地
　　　電話　03-3862-2141（代表）　FAX　03-3866-8408
　　　http://www.yakuji.co.jp

デザイン・印刷　永和印刷株式会社

©MAKIE Toshio 2015
ISBN978-4-8408-1327-3　　Printed in Japan

落丁本・乱丁本はお取り替えいたします。
本書の無断転載を禁じます。